Biopsie und Operationspräparat

Ulrich E. W. Bonk

Biopsie und Operationspräparat
Kompendium für Ärzte und Studenten

Unter Mitarbeit von
Andreas Kühne und *Annette Rudolph*

Mit 34 Abbildungen, 2 Texttabellen
und 23 Tabellen zur Klassifikation maligner Tumoren

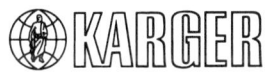

S. Karger · Basel · München · Paris · London · New York · Tokyo · Sydney

Dr. med. Ulrich Ernst Wilhelm Bonk, Direktor des Instituts für Pathologie, Kliniken der Freien Hansestadt Bremen, Zentralkrankenhaus Bremen-Nord, Hammersbeckerstr. 228, D-2820 Bremen 70

Alle Rechte vorbehalten. Ohne schriftliche Genehmigung des Verlags dürfen diese Publikation oder Teile daraus nicht in andere Sprachen übersetzt oder in irgendeiner Form mit mechanischen oder elektronischen Mitteln (einschließlich Fotokopie, Tonaufnahme und Mikroskopie) reproduziert oder auf einem Datenträger oder einem Computersystem gespeichert werden.

© Copyright 1983 by S. Karger AG, Postfach, CH-4009 Basel (Schweiz)
Printed in Germany by Mühlberger KG, D-8900 Augsburg
ISBN 3-8055-3702-6

Inhalt

Vorwort	VII
Entnahme und Versand von Untersuchungsmaterial	1
Weitere Behandlung des Materials im Patholog. Institut	4
Begutachtung der aufgearbeiteten Gewebsprobe und Dokumentation	11
Bemerkungen zur präoperativen morphologischen Diagnostik zum Thema «Risiko in der Medizin»	14
Mamma	21
Exzisionsbiopsie	22
Vorgehen	26
Musterdiktat zur Beschreibung eines Mamma-Operationspräparates	27
Ovar und Tuben	28
Tubenstücke	30
Cervix uteri	30
Zervixbiopsie	30
Konisation der Zervix	32
Musterdiktat für Wertheim-Operation	38
Abradate	40
Vorgehen	40
Uterus	40
Vagina	43
Vulva	44
Plazenta	46
Vorgehen	48
Musterdiktat für Plazenta	51
Chromosomuntersuchungen, ausgesuchte Aspekte	51
Haut	54
HNO-Bereich	60
Lunge	64
Lymphknoten	69
Ösophagus	71
Magen	72

Darm	76
Dünndarm	78
Kolon	78
Appendix	84
Analregion	84
Niere und ableitende Harnwege	86
Prostata	90
Penis, Praeputium, Skrotum	94
Penis	94
Praeputium	96
Skrotum	96
Hoden	97
Ductus deferens	98
Leber	100
Gallenblase	101
Pankreas	102
Schilddrüse	103
Epithelkörperchen	106
Nebennieren	106
Milz	107
Weichteiltumoren	108
Menisken	110
Periphere Nerven	111
Bandscheibe	111
Tumoren des ZNS	111
Muskelbiopsie	112
Herz	113
Auge	114
Knochengewebe	116
Knochenbiopsie	121
Knochenmark	121
Caput femoris	122
Amputationspräparate von Extremitäten	123
Zähne	124
Juristische Probleme in der klinischen Pathologie	124
Literatur	128
Sachregister	132

Vorwort

Dem Arzt und Studierenden werden mit diesem Leitfaden Empfehlungen für den Umgang mit Biopsie- und Operationspräparaten gegeben. Der klinisch tätige Arzt soll mit den Erfordernissen für eine sachgerechte Behandlung des Gewebes vertraut gemacht werden. Dem Arzt in der Weiterbildung zum Pathologen wird die Einarbeitung in die bioptische Untersuchungstechnik mit Schilderung des Vorgehens bei der makroskopischen Beurteilung erleichtert. Es wird versucht, die gewünschte enge Zusammenarbeit zwischen Klinik und Pathologie zu fördern durch die Darstellung von einigen Regeln und Arbeitstechniken, verbunden mit praktischen Hinweisen.
Vieles ist für den Erfahrenen selbstverständlich.
Fragt man nach der Ursache von vermeidbaren Fehlern beim Anfänger, so ist die Antwort in Informationslücken zu sehen. Im deutschsprachigen Raum gibt es bislang für den jungen Arzt keine entsprechende Lektüre und gewöhnlich wird der Student während der Ausbildung darin nicht systematisch unterwiesen.
Der wichtige Berührungspunkt von Klinik und Pathologie besteht heute in der Entnahme, Herrichtung und Beurteilung von Gewebsproben. Die ständig zunehmende Bedeutung dieser ärztlichen Tätigkeit für den Patienten mit dem Ziel, repräsentatives Untersuchungsmaterial einer histologischen Beurteilung mit letztendlich harter Information zuzuführen, war Veranlassung, dem jungen Arzt in Klinik und Pathologie dieses Büchlein in die Hand zu geben.
Zu besonderem Dank verpflichtet bin ich den zahlreichen Kollegen, die durch konstruktive Kritik zur Gestaltung des Manuskriptes beigetragen haben. Die Abbildungen verdanke ich dem wissenschaftlichen Zeichner Herrn Claus Bellmer. Danken möchte ich den beiden Koautoren, meiner ärztlichen Mitarbeiterin Frau Annette Rudolph und Herrn Dipl.-Biologen Andreas Kühne, die auch anderweitig unermüdlich zum Zustandekommen dieses Leitfadens beigetragen haben. Herr Kühne war erfolgreicher Diplomant in unserem Institut als Student der Universität Bremen. Dadurch bestand eine fruchtbare Zusammenarbeit mit Herrn Professor Dr. Schloot, Zentrum für

Humangenetik der Universität Bremen. Danken möchte ich den Ärzten und Studenten des Lehrkrankenhauses Evangelische Diakonissenanstalt Bremen für Diskussionen und Anregungen im Rahmen der Lehrtätigkeit für die Universität Göttingen (Direktoren des Pathologischen Institutes: Professor Dr. med. A. Schauer, Professor Dr. med. U. Helmchen).

Anregungen erhielt ich von den Ärzten des Zentralkrankenhauses Bremen-Nord der Kliniken der Freien Hansestadt Bremen, insbesondere durch den onkologischen Arbeitskreis (Dr. Arberger, Dr. Braun, Dr. Finck, Prof. Gabriel, Dr. Krebs, Dr. Irle, Dr. Niklas, Prof. Otto, Prof. Wassner, Prof. Winter).

Besonderen Dank schulde ich Herrn Prof. Dr. W. Selberg, Hamburg, Ehrenmitglied vieler Fachgesellschaften, dem selbstlosen Mentor und Förderer unserer Aktivitäten.

Bedanken möchte ich mich auch bei Frau H. Naumann für unermüdliches Schreiben und für ihre Geduld. Meiner Frau danke ich für anhaltende Unterstützung und ihr Verständnis.

Den Herren W. Kunz und H. Rupprecht vom Karger-Verlag danke ich für die angenehme Zusammenarbeit und die reibungslose und rasche Publikation.

Bremen, im Februar 1983
U. Bonk

Entnahme und Versand von Untersuchungsmaterial

Im klinischen Bereich entnommene, z. T. vorfixierte oder anders vorbehandelte Gewebsproben erreichen das Pathologische Institut zur weiteren Bearbeitung. Schon in der Klinik sind je nach Art des entnommenen Gewebes verschiedene, für die pathologische Begutachtung wichtige Hinweise zu beachten. Allgemeine Hinweise werden u. a. von *Remmele* (1981) formuliert: So soll das gesamte vom Patienten entnommene Gewebe eingeschickt werden, getrennte Gewebsproben sollen auch immer in getrennte Behälter gegeben werden; neben bestimmten Ausnahmen, wie z. B. bei Schnellschnittmaterial, sind die Gewebsproben immer gleich nach Entnahme in 10%igem Formalin zu fixieren (Abb. 1 [nach *Remmele*]).
Moser (1970) weist auf die Bedeutung der sofortigen Gewebefixierung hin, um Zell- und Gewebeveränderungen zu begrenzen. *Remmele* (1981) fordert ausreichend große Versandbehälter zur Vermeidung von Quetschungen und eine Vorfixierung auch bei großen Organen oder Organteilen. Hier sei besonders auf Hohlorgane oder Faserkapseln zu achten, die vor der Fixierung zu eröffnen bzw. einzuschneiden sind.
Gesonderte Verfahren sind bei Schnellschnitten und in der Zytologie üblich. Gewebe für die Schnellschnittuntersuchung wird grundsätzlich nicht fixiert und schnellstens intraoperativ zum Pathologischen Institut transportiert. Zytologische Abstriche werden meist mit einem handelsüblichen Spray fixiert oder luftgetrocknet zum Pathologischen Institut geschickt. Sputum wird besonders behandelt, ebenso Hohlergüsse, die nach *Remmele* (1981) mit 50%igem Alkohol aufgefüllt und vermischt werden.
Wichtig ist das ausführliche Begleitschreiben bzw. der Untersuchungsantrag, der ausreichende klinische Angaben über Entnahmetechnik, Lokalisation der Entnahme, Therapie, Hinweise zur Differentialdiagnose, eine kurze Anamnese, eine präzise Fragestellung, aber auch die Stammdaten des Patienten enthalten sollte [*Trott und Morrow*, 1977].

Bei Einsendungen bitte folgende Hinweise beachten:

HISTOLOGIE

- Grundsätzlich das **gesamte vom Patienten entnommene Gewebe** (nicht nur Teile hiervon) **einschicken**
- **Getrennte Gewebsproben vom gleichen Patienten in getrennte Behälter geben** und diese (gleichlaufend mit dem Untersuchungsantrag) entsprechend beschriften **Besonders wichtig bei paarigen Organen!**
- **Untersuchungsgut in Formalin fixieren** (40% Formalin aus der Apotheke mit Leitungswasser ca. 1:4 verdünnen)
  Wichtige Ausnahmen: Schnellschnitte (s. u.), Hoden-PE, Nebennierentumoren, Präparate für histochemische und elektronenmikroskopische Untersuchungen
  → Auskunft im Institut für Pathologie
- **Ausreichend große Versandbehälter verwenden:**
  Richtiges Volumenverhältnis Formalin:Gewebe = 5–10:1, nicht umgekehrt!
  Gewebe nicht in den Versandbehälter hineinzwängen!

Bei Postversand zusätzlich beachten

- **Große Operationspräparate** evtl. 2–3 Tage in Formalin **vorfixieren**
- **Hohlorgane vor der Fixierung eröffnen** (Magen an der großen Curvatur, Dünndarm am Mesenterialansatz, Uterus an der Vorderwand)
- **Organe mit fester Faserkapsel** (z. B. Milz) vor der Fixierung **tief einschneiden**

Untersuchungsantrag, sonstige Unterlagen

- Bitte **gut leserlich** und mit **ausreichenden klinischen Angaben** ausfüllen
- Besonders wichtige Fragen an den Pathologen ausdrücklich vermerken
- **Frühere Befundnummern vom gleichen Patienten angeben**
- Bei Versand von **Knochengewebe Röntgenbilder** beifügen
- Bei **KV-Untersuchungen Kassenüberweisungsschein** beifügen

SCHNELLSCHNITTE

- **Untersuchungsgut nicht fixieren**
- Untersuchungsgut auf dem **schnellstmöglichen Wege durch Boten** in das Institut für Pathologie (histologisches Eingangslabor) bringen und dort direkt **bei der zuständigen MTA abgeben** lassen **(Boten entsprechend instruieren!)**
- **Telefonnummer für Rückruf** auf dem Untersuchungsantrag vermerken

ZYTOLOGIE

- **Gynäkologisch-zytologische Abstrichpräparate + Feinnadelpunktate:** Küvettenfixierung mindestens 20 min in Polyäthylenglykol/iso-Propanol (im Institut für Pathologie anfordern), oder Fixierung mit handelsüblichem Spray
- **Höhlenergüsse, Urin:** Mit 50% Alkohol 1:1 auffüllen, gut umschütteln. Gesamten Erguß bzw. Urin einschicken, sofern nicht vor dem Versand zentrifugiert (Höhlenergüsse: 30 min bei 1500 U/min; Urin: 5 min bei 2000 U/min)
- **Sputumproben:** Versandbehälter mit Formalin auffüllen, umschütteln
- **Blut- und Sternalmarkausstriche:** Lufttrocknen, Rückseite des Untersuchungsantrages ausfüllen
  Zytochemische Untersuchungen → Auskunft im Institut für Pathologie

---

Merkblatt über die erforderlichen Maßnahmen für eine richtige technische Bearbeitung der Gewebsproben und zytologischen Präparate durch den einsendenden Arzt bzw. sein ärztliches Hilfspersonal (entwickelt und mit freundlicher Genehmigung von Prof. Remmele, Wiesbaden).

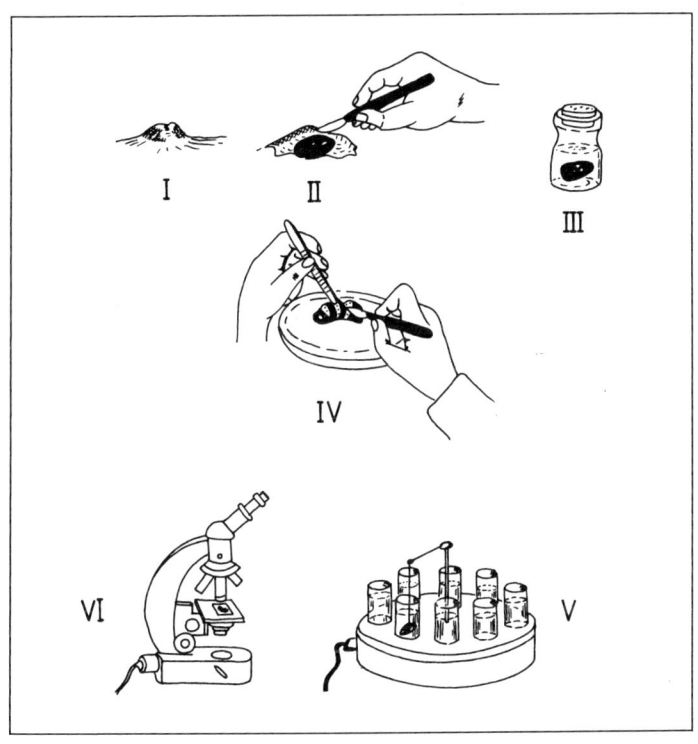

Abb. 1. Arbeitsschritte in der klinischen Pathologie.
I   Klinischer Befund;
II Entnahme kranken oder veränderten Gewebes;
III Fixierung;
IV Zuschneiden durch den Pathologen;
V   Einbetten und Färben;
VI Mikroskopische Begutachtung durch den Pathologen.

Schon während der Entnahme sollte die spätere weitere Bearbeitung und Begutachtung der Gewebsprobe berücksichtigt werden. Primäre oder bei Entnahme entstandene sekundäre Nekroserandzonen sollten als solche ausgezeichnet werden. Eine Markierung der Schnittfläche oder anderer besonderer Richtungs- und Ortsbezeichnungen schlägt u. a. *Burck* (1973) vor. In Zweifelsfällen sollte der Kliniker vor dem Eingriff immer mit dem Pathologen in Kontakt treten.

Weitere Behandlung des Materials im Pathologischen Institut

Das klinisch gewonnene Untersuchungsgut kann, je nach Dringlichkeit und örtlichen Gegebenheiten, per Post- oder Botenweg in das Pathologische Institut geschickt werden.
Im pathologischen Befundbericht wird u. a. zwischen makroskopischer und mikroskopischer Befundbeschreibung unterschieden. Sinnvollerweise wird die makroskopische Begutachtung, die im sogenannten *Zuschneidelabor* (Biopsielabor) erfolgt, der mikroskopischen vorangestellt (entfällt im allgemeinen bei zytologischen Untersuchungen).
Im Zuschneidelabor (Biopsielabor) werden die 4 folgenden Arbeitsgänge durchgeführt: Eingangsnumerierung, makroskopische Begutachtung, Zuschneiden und Fixierung. Dementsprechend sollte der Raum genug Platz zum Ablegen von Untersuchungsanträgen und zum Zuschneiden haben. Der ständige Umgang mit Fixierungsmitteln erfordert eine gute Belüftung des Raumes, wenn möglich mit einem Abzug, unter dem dann auch die makroskopische Beschreibung und das Zuschneiden stattfinden kann.
Der Arbeitsgang beginnt mit dem Auspacken bzw. Freilegen des Untersuchungsgutes und der Zuordnung einer Eingangs- oder Kontrollnummer zu jedem Untersuchungsantrag. Besondere Bestimmungen liegen bei der Bearbeitung von hochinfektiösem Untersuchungsmaterial vor [*Gomperts et al.,* 1978]. Hierfür können kleine Schilder mit vorgedruckten Nummern verwendet werden. Jedes Teil einer später zu begutachtenden Gewebsprobe, das einem Untersuchungsantrag angehört, hat ein und dieselbe Kontrollnummer; zur Differenzierung und besonderen Markierung von Ebenen, Richtungen oder besonders eiligen, vorrangig zu behandelnden Gewebspro-

ben können zusätzliche Markierungen neben die Ziffern geschrieben werden.
Als nächster Schritt folgt die *makroskopische Begutachtung*.
In den letzten Jahren gewannen die molekularbiologischen Perspektiven auch in der Pathologie immer mehr an Bedeutung [*Trinkler*, 1972]. Als Beispiele seien hier nur die Elektronenmikroskopie, Histochemie, Semidünnschnitt-Technik oder die Fluoreszenzmikroskopie genannt.
Nichtsdestoweniger kommt der groben Untersuchung, also der makroskopischen Beurteilung einer «großen» Gewebsprobe, weiterhin unverminderte Bedeutung zu. 1974 betonte und unterstrich *Smith* (1974) die Stellung der makroskopischen Untersuchung. Nicht nur für die Ausbildung der Studenten sei dieses Gebiet der Pathologie wichtig, vielmehr könne man mit Hilfe der mikroskopischen Befundung die makroskopische Einschätzung bestätigen. Einen krankhaften Prozeß in Größe, Form und Konstitution zu erkennen, einen strukturellen Sinn und einen klinischen Zusammenhang zu verstehen und zu beschreiben, muß die Aufgabe der «gross examination» nach *Smith* bleiben. Die Vorschläge von *Gardner* (1970) für das Pathologische Institut der Zukunft im Jahre 1980, in dem das Elektronenmikroskop, Laserstrahlen, Ultraschall-Techniken, Computer, Video-Recorder, Hochdruck-Gas-Fixierung u. a. Bestandteile eines Routine-Labors sein sollten, sind schon auf Grund finanzieller Begrenzungen nur z. T. Wirklichkeit geworden.
Während der Makroskopie werden a) die allgemeine Charakteristik und b) Läsionen des Untersuchungsmaterials genau dokumentiert. Dabei wird Natur, Herkunft und Größe des Materials beschrieben, ferner die Art der Gewebeentnahme und die Anzahl eventueller Fragmente. Vorteilhaft ist die Anfertigung einer groben Skizze. *Burgess* (1975) und *Ellis* (1977) arbeiten mit photographischen Aufnahmen von z. T. unter Wasser liegendem Material.
Bei größeren Gewebsproben wird außerdem das Gewicht bestimmt. Die Beschreibung der Beschaffenheit des Materials wird weiter durch Parameter wie z. B. Farbe, Dichte, Konsistenz und Transparenz vervollständigt. Unabdingbar ist das ständige Dokumentieren der Begutachtung. In die Makroskopie eingeschlossen ist das *Zuschneiden* des Materials. Die Kriterien für das Zuschneiden richten sich nach anatomischen Verhältnissen und nach den klinisch-diagno-

stischen Fragestellungen. Die Beschreibung und Dokumentation der Schnittfläche kann später bei der mikroskopischen Begutachtung wichtige Hinweise geben.
Das Zuschneiden des Untersuchungsmaterials verfolgt letztendlich den Zweck, diagnostisch besonders wichtige Teile darzustellen und zu begutachten. In der Makroskopie kann es Einblick in verdeckte pathologische Zustände geben. Wenn eine oder mehrere Läsionen vorhanden sind, sollte auf folgende Merkmale geachtet werden:
1. Anzahl, Verteilung und Topographie;
2. Ausmaß in oberflächlichen und/oder in tiefen Bereichen;
3. Farbe, Konsistenz, Konfiguration, differenziert nach Außenfläche und Schnittfläche;
4. Randzone, Abgrenzung zum nicht veränderten Gewebe (wichtig bei Tumorresektionen).

Die für das Zuschneiden benötigten Instrumente seien hier kurz erwähnt: Messer, feine Knopfsonde, Rasierklinge, Skalpell, chirurgische Pinzette, anatomische Pinzette, feine spitze Schere, normale Kurbelschere, gerade Präparierschere und große Knopfschere. Des weiteren werden im Biopsielabor Meßinstrumente (Zentimetermaß, Waage, Pelvismeter usw.), ein Schneidebrett incl. Metallschale, Reinigungsgeräte, Handschuhe und Behälter für die Fixierungsmittel benötigt.

Gewebestücke, die nach dem Zuschneiden übrig bleiben, werden zurück in das Fixierungsbad gelegt und entsprechend den hauseigenen Richtlinien eine bestimmte Zeitlang aufbewahrt. Bei Gewebsproben geringerer Größe, also bei Abradaten, Biopsien, Stanzzylindern u. ä. wird das gesamte Material weiterverarbeitet. Das zugeschnittene Untersuchungsgut wird in Form von objektträgergerechten Blöckchen, mit einer Kontrollnummer versehen, in eine besondere Fixierungsflüssigkeit gegeben. Dieser Arbeitsgang sollte immer einer weiteren Bearbeitung des Untersuchungsmaterials, der oft unspezifischen und ungenügenden Vorfixierung wegen, vorangehen.

Das richtige *Fixieren* ist eine Voraussetzung für die spätere einwandfreie Begutachtung der mikroskopischen Schnitte. Beschaffenheit des Gewebes, seine weitere Verarbeitung, die klinische Fragestellung, aber auch finanzielle und auch toxikologische Gesichtspunkte bestimmen die Wahl für ein bestimmtes Fixierungsmittel oder Fixierungsmittelgemisch.

Standard-Fixierungsmittel ist das Formaldehyd (Formalin). Es ist preiswert und in der Wirkung seit langem bewährt. Jedoch gibt es seit einiger Zeit Wissenschaftler, die das Formalin als krebserzeugend verdächtigen [Upton, aus: Gesundheitspolitische Umschau (1981)]. Ein heute viel verwendetes Fixierungsmittelgemisch stellt u. a. die Bouinsche Lösung dar. Sie besteht aus gesättigter wäßriger Pikrinsäurelösung, Formalin und Eisessig. Die Fixierungsdauer beträgt 2–48 Stunden. Das Gemisch wird verwendet, um Nachteile eines Stoffes durch Vorteile des anderen auszugleichen. In diesem Beispiel härtet Formalin das Gewebe, läßt Kerne nach jahrelanger Lagerung nicht mehr anfärben und fixiert Kohlenhydrate nicht; Essigsäure bewahrt die Kernanfärbbarkeit und kompensiert die Schrumpfungswirkung des Formalins; Pikrinsäure kompensiert die Härtung und verbessert die Kohlenhydratfixierung.

Probleme bereiten immer wieder die Fragen nach der Eindringtiefe und -geschwindigkeit. Bei einem durchschnittlichen Wert von 1 mm/Stunde ist ersichtlich, daß größere Gewebsproben im ganzen kaum mehr fixiert werden können, bevor die Autolyse einsetzt. Wie oben erwähnt, werden im Pathologischen Labor nur objektträgergerechte, also relativ kleine Gewebsstücke für die Mikroskopie weiterverarbeitet. Die eben genannte Problematik entsteht deshalb vorwiegend beim Versand oder bei zu kurzer Fixierungszeit nach dem Zuschneiden.

Eine ausführliche Übersicht zum Thema Fixierung findet man u. a. bei *Romeis* (1968) oder *Burck* (1973).

Fixierung, *Auswaschen, Entwässern und Paraffineinbettung* sind meist an einen Arbeitsgang gekoppelt. Diese Verfahren werden gerne in sogenannten Automatenreihen vorgenommen, sie schließen sich der Makroskopie und dem Zuschneiden an. Die zugeschnittenen Gewebsstücke werden mit den Nummerzetteln in voneinander getrennte Kapseln gelegt (Beispiele siehe Abbildung 2), verschlossen und in eine Automatenreihe mit Alkoholreihe zur Entwässerung des Gewebes und zum Abschluß in ein Paraffinbad verbracht. Automaten, wie z. B. das Autotechnikon [*Knoche,* 1979] sind im Handel erhältlich.* Diese Apparaturen haben gleich mehrere Vorteile:

---

* Geräte für das Labor können u. a. bezogen werden von Fa. SHANDON, Labortechnik GmbH, 6000 Frankfurt/Main 50

a) Es sind schnellere Fixierungszeiten möglich, da die Fixierungsmittel in besonders abgedichteten Gefäßen erwärmt werden können, unter starkem Unterdruck stehen und somit gleichzeitig
b) bei diesem Arbeitsgang keinen toxikologischen Risikofaktor mehr darzustellen brauchen;
c) man spart Arbeits- und Wartezeiten, der Apparat kann über Nacht eingeschaltet werden;
d) die Applikationszeiten sind beliebig programmierbar, werden also individuellen Bedürfnissen gerecht.

Die Paraffineinbettung stellt die übliche Methode zur Vorbereitung des fixierten Untersuchungsmaterials für die Anfertigung der Dünnschnitte mit dem Mikrotom dar, dabei wird das Gewebe steifer und somit schneidbar. Andere Einbettungsverfahren sind beschrieben, so die Celloideinbettung (für harte Präparate), die Einbettung in Gelatine (Lipidnachweis), die Polywachs-Methode (für histochemische Untersuchungen) und die Einbettung mit Epoxidharzen (zur Herstellung von Ultradünnschnitten [*Knoche, 1979*]).

Paraffin und Wasser sind nicht miteinander mischbar, die Entwässerung des Gewebes hat also der Paraffineinbettung vorauszugehen. Zur Entwässerung findet die aufsteigende Alkoholreihe mit abschließendem Xylol- oder Chloroformbad Anwendung.

Fernando (1977) arbeitet mit einer modifizierten Methode zum Arbeitsgang Fixierung, Auswaschen, Entwässern und Einbettung. Dabei benutzt er zum Entwässern Aceton und nicht, wie üblich, Alkohol. Bei Anwendung dieser Methode verkürzt sich der gesamte Ablauf von der Fixierung bis zur Einbettung von 18 auf 3–4 Stunden, um 14–15 Stunden bei manueller Durchführung des Arbeitsganges.

Die weitere Behandlung der in Paraffin getränkten Gewebsstücke besteht gewöhnlich in

– Eingießen in Paraffinblöckchen;
– Anfertigung der *Dünnschnitte* mit dem Paraffin-Mikrotom;
– Glätten der Schnitte im Warmwasserbad;
– Aufziehen der Schnitte auf Objektträger;
– Paraffin entfernen;
– *Färben;*
– *Eindecken* der Schnitte.

Alle hier aufgeführten labortechnischen Arbeitsgänge sind in der genannten Literatur ausführlich behandelt, insbesondere gibt *Sulli-*

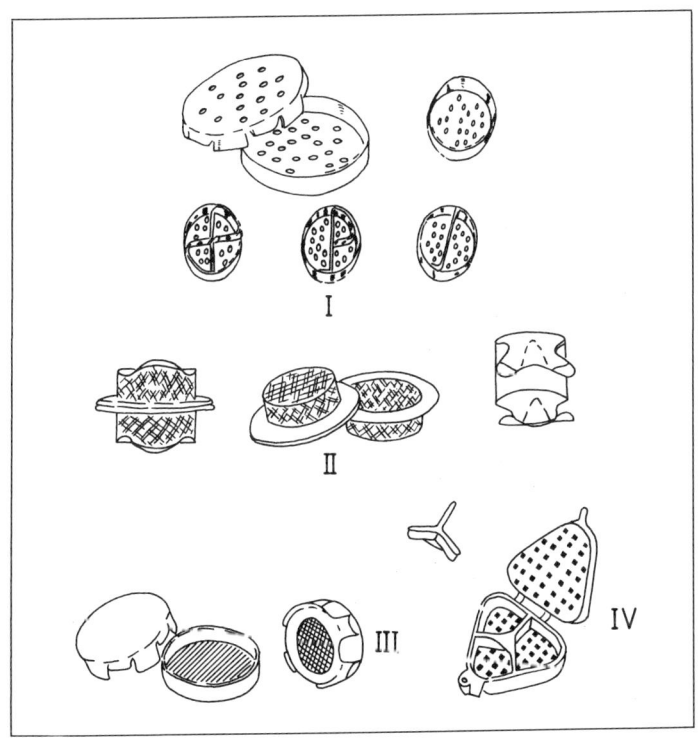

Abb. 2. Verschiedene Kapseltypen für die Automatenreihe.
I–III Nichtrostende Metallkapseln;
IV Kunststoffkapsel.

van (1974) eine Übersicht der wichtigsten labortechnischen Arbeitsgänge, speziell für die klinische Pathologie.
Hier soll noch einmal auf die Bedeutung der *Schnellschnitte,* auch Gefrierschnitte genannt, hingewiesen werden. Die intraoperative Schnellschnittmethode spielt heute in der Tumordiagnostik eine entscheidende Rolle. Schnellschnittmaterial wird immer unfixiert ins Pathologische Institut gebracht und muß schnellstmöglich behandelt werden, um die Narkosebelastung des Patienten so niedrig wie möglich zu halten. Kleine Gewebsproben, wie z. B. Stanzbiopsien und Zangenbiopsien, können ebenfalls im Schnellschnittverfahren untersucht werden. «Voraussetzung ist allerdings», so *Hermanek und Gall* (1979), «daß das Gewebe nativ oder in sogenannten Einbettmitteln ins Laboratorium gebracht wird. Einbettungsmittel sind nötig, wenn der Transport länger als 5 Minuten dauert.» Das Schnellschnittmaterial kann unter Verwendung von Kohlensäurebomben vorgefroren werden; im Spezialmikrotom, dem Kryostaten, werden dann 4–6 Mikrometer dicke Schnitte angefertigt; bei den neuesten Geräten mit sehr schneller Tiefkühlung wird sofort geschnitten. Schließlich erfolgt die sofortige manuelle Färbung mit Hilfe zahlreicher Schnellfärbeverfahren, anschließend wird mikroskopisch begutachtet.
In Hinsicht auf die schwerwiegende therapeutische Bedeutung der intraoperativen Schnellschnittdiagnostik warnen u. a. *Hermanek und Gall* (1979), *Saltzstein et al.* (1973) und *Sullivan* (1974) vor allzu «euphorischer» Anwendung dieser Methode. Bevor einem Patienten ein großer Eingriff mit hoher Letalität oder Morbidität zugemutet werden könne, dürfe es keinen Zweifel an der «positiven» Diagnose geben.
Die Anwendungsmöglichkeiten weiterer spezieller Arbeitsmethoden in der klinischen Pathologie werden u. a. von *Hathaway* (1968), *Gardner* (1972) und *Trinkler* (1972) beschrieben. Dabei wird u. a. die Elektronenmikroskopie, Zellkulturtechnik, Histometrie und Histochemie sowie die Fluoreszenzmikroskopie genannt.
Oldendorf (1980) beschreibt die Möglichkeiten einer histologischen Computermikrotomographie, *Tath* (1981) gibt einen ausführlichen Überblick der Enzymhistochemie, *Bosman et al.* (1979) fordern die verstärkte Anwendung der Immunhistochemie in der Pathologie und *Wolman* (1970) stellt Anwendungsbeispiele und Indikationsgrenzen beim Gebrauch polarisierten Lichts in der Pathologie dar.

Inwieweit die von *Stein* (1975) erwähnten Mikrobiologen, klinischen Chemiker, «Zytotechnologen» oder Immunhämotologen für die qualitative Arbeit in o. g. Bereichen eingesetzt werden können, ist ungewiß (Kostenfrage). Es ist jedenfalls ersichtlich, daß eine besonders fundierte Aus- und Weiterbildung für die Mitarbeiter der Pathologischen Institute gefordert werden muß, um den hohen Anforderungen der z. T. sehr komplizierten Methoden gerecht werden zu können [*Thomison*, 1977].
Noch ein Hinweis zur Elektronenmikroskopie: Es ist auch möglich, normal (formalin-)fixiertes und in Paraffin eingebettetes Gewebe für die Anfertigung von Dünnschnitten für die Elektronenmikroskopie umzubetten. Dazu muß die Fixierung möglichst unter Kühlschranktemperaturen geschehen, um einer partiellen Autolyse entgegenwirken zu können.

Begutachtung der aufgearbeiteten Gewebsprobe und Dokumentation

Nach der Eindeckung und Haltbarmachung der Schnitte/Ausstriche beginnt die mikrokopische Begutachtung durch den Pathologen. Dieser Vorgang stellt die Fortsetzung der makroskopischen Befundung dar. Die speziellen Beurteilungskriterien richten sich nach den üblichen Richtlinien der Histo- oder Zytopathologie [siehe z. B. bei *Zollinger*, 1972], werden aber meist auch durch Erfahrung und eine gewisse «Individualität» des Begutachters geprägt [*Dallenbach und Bauz*, 1977].
Je nach klinischer Fragestellung wird der Pathologe besondere Aspekte in Augenschein nehmen.
Der von der makroskopischen und mikroskopischen Begutachtung anzufertigende *Pathologie-Report (Diktat)* muß weiter *dokumentiert* werden. Das *Speichern* und die Möglichkeiten des *Abrufens von Informationen* sind u. a. eine Voraussetzung für das einwandfreie Funktionieren im Pathologischen Labor. Es bieten sich diesbezüglich mehrere Systeme an, deren Anwendung allerdings durch bestimmte Faktoren begrenzt ist.
Ältere Verfahren, wie das Führen eines sogenannten Journalbuches im Labor, sind überholt, da die Vorbefunde der Patienten nicht automatisch aufgeführt werden. Das Führen von Karteikarten nach Na-

men der Patienten hat sich bewährt und gibt eine schnelle Information zu den Kerndaten.
In unserem Institut wird folgendermaßen verfahren: Der Kopf der Formblätter für die histologische Begutachtung wird beim Anlegen der Personalien des Patienten mit Hilfe von NCR-Papier oder einem Durchdruckverfahren auf eine mit in die Schreibmaschine eingespannte Karteikarte übertragen.
Unsere Karteikarten sehen so aus:

Name	Vorname	Geburtsdatum
Wohnort		
Karteischlüsselwort		
Eingangs-Nr.	Datum	Einsendender Arzt

Diese Karteikarte wird einsortiert in das Register, sollte von dem Patienten bereits eine Karte von früheren Untersuchungen bestehen, werden die Karteischlüsselwörter und die E-Nr. per Hand auf die neue Karte übertragen. Die alte Karte bekommt der Pathologe zum Untersuchungsantrag mit den histologischen Präparaten an seinen Mikroskopierplatz. Das Karteischlüsselwort stellt die anatomische Region der Gewebsentnahme dar. Diese Angabe ist die wichtigste Information für den Pathologen, wenn der Kliniker dem Pathologen nur ein Wort mitzuteilen gedenkt.
Besondere Fragestellungen, z. B. aus dem Bereich der klinischen Forschung, sind mit diesem System schwieriger durchzuführen. Es sei denn, das Karteikartensystem würde erweitert und es würde nicht nur nach Namen, Ort der Gewebsentnahme und Eingangsnummer, sondern auch nach Diagnosen doppelt kartiert.
Seit einigen Jahren sind Computer in der Anwendung, die die Nachteile des Karteikartensystems vermeiden helfen sollen. Mit Hilfe dieser Technik sind die Informationen sofort abrufbar und unter Heranziehung besonderer Parameter wie Labordaten, Alter, Geschlecht usw. unter bestimmten Aspekten auszuwerten.

Problematisch ist allerdings die Umsetzung der Formulierungen des Pathologen in die computergerechte Nomenklatur SNOP (Systematized Nomenclature of Pathology). *Faccini und Naylor* (1979) halten einen «Datenkoordinator» zur Entlastung des Pathologen für notwendig. *Coles und Slavin* (1976) berichten von einem System zur automatischen, computergerechten Codierung des pathologischen Berichtes, jedoch müssen bestimmte Anweisungen eingehalten werden. So hat z. B. die Eingabe der Informationen stets im sogenannten T.M.A.F.-Format stattzufinden (T = Topography, M = Morphology, A = Aetiology, F = Function).
Eine Reihe weiterer Zusatzgeräte werden dem Pathologen als Erleichterung angeboten, um den Computereinsatz in der Registratur attraktiver zu machen; *Joseph und Wong* (1979) berichten von einem «automatischen Fehlerkorrektur-Algorithmus», der die mühsame Aufgabe der manuellen Verschlüsselung bei fehlerhaften Begriffen und Sätzen (orthographische Fehler und Schreibfehler) übernehmen soll, indem er die meisten o. g. Fehler erkennt und automatisch zum Richtigen verändert. *Graepel* (1976) beschreibt ein automatisches Indexierungsprogramm für deutschsprachige Diagnosen, das ähnlich dem englischen Korrelat von *Coles und Slavin* funktioniert. *Takahashi et al.* (1980) haben ein bedienungfreundliches On-line-System eingeführt.
Die Vorteile einer überregionalen, zentralen Datenspeicherung werden von *Faccini und Naylor* (1979) und *Hathaway* (1968) hervorgehoben. Dadurch könne eine Standardisierung der pathologischen Terminologie erreicht werden; außerdem wären alle medizinischen Daten für jeden Arzt, der den Patienten gerade behandelt, ortsunabhängig verfügbar.
Dallenbach und Bauz (1977) weisen demgegenüber auf Schwierigkeiten in der zentralen Computeranwendung hin. Zitat: «Wenn Diagnosen von verschiedenen Pathologen zur Speicherung und Auswertung in einem Computerprogramm benutzt werden, so müssen diese Pathologen ihre Untersuchungen nicht nur mit der gleichen Sorgfalt durchführen, sondern auch eine einheitliche Terminologie verwenden. Ungleich durchgeführte Untersuchungen, in derselben Sprache formuliert, helfen ebenfalls wenig, um die Vergleichsmöglichkeiten zu verbessern.»
Die Einführung von Computern in der klinischen Pathologie wird

heute wohl in erster Linie aufgrund finanzieller Erwägungen begrenzt. Allerdings muß die Mindestforderung sein, ein leistungsfähiges, d. h. optimiertes Karteikartensystem zu unterhalten. Eine Abheftung der Untersuchungsanträge und -befunde (Diktate) sowie Numerierung derselben in einem Eingangsbuch (dem sogenannten Journalbuch älterer Institute) reicht keinesfalls für eine Dokumentation aus, da für das Wiederauffinden von Vorbefunden ohne klinische Angaben über den Zeitpunkt dieser Untersuchungen keinerlei Sicherheit besteht.

Bemerkungen zur präoperativen morphologischen Diagnostik zum Thema «Risiko in der Medizin»

Das Krankheitsrisiko hat sich vermindert, das Behandlungsrisiko ist gestiegen. Diese Feststellung von *Römer* aus Tübingen und die Tatsache, daß nach Angabe der Amerikanischen Krebsgesellschaft in den USA 1978 700 000 Krebsneuerkrankungen zu 90% von Pathologen histologisch gesichert wurden, lassen die Sorge aufkommen, wie der einzelne Pathologe den großen Ansprüchen der modernen Diagnostik genügen kann.

Die Krankheit ist ein Rechtszustand und jeder Rechtszustand bedarf des Nachweises, der Dokumentation. Die Pathologen als Consilarii der klinischen Praxis erhielten ein völlig neues Berufsbild, in dem sie ihre Zeit überwiegend der täglichen Diagnostik an Patienten (und nicht an Leichen, wie noch immer in der Laienpresse angenommen) widmen.

Die Pathologie ist somit eine notwendige Grundlage zur klinischen Praxis. Die wesentliche Arbeitsmethode der Pathologen stellt die histologische (und auch zytologische) Diagnostik dar. Das geschieht in gutachterlichen Beurteilungen von durchaus subjektivem Charakter von Zell- und Gewebsproben durch erfahrene Pathologen. Diese Art der Diagnostik ist somit eine *Erfahrungswissenschaft*.

Für die Philosophie ist Erfahrung mit Erkenntnis identisch und ist etwas Zusammengesetztes. Erfahrung muß durch Wahrnehmung, Beobachtung *unmittelbar erlebt* und kennengelernt werden.

Einzelerfahrung kann bis zu einem gewissen Grad durch Erfahrung der Vorfahren ersetzt werden. Die menschlichen Wahrnehmungen

tragen einen bewußten Charakter und sind eng mit dem Denken sowie mit den bereits erworbenen Erfahrungen verbunden.
Die *Erkenntnis* stößt in ihrer Entwicklung ständig auf Grenzen und ist abhängig vom bereits erreichten Wissensstand. Das ist ein unendlicher Prozeß unseres Faches. Deshalb die große Bedeutung der *Fortbildungspflicht* für den Arzt und besonders für den Pathologen.
Die tägliche Praxis ist Kriterium der Erkenntnis und Prüfstein der Wahrheit von Aussagen (Beurteilung) des Pathologen. Für die bioptische präoperative Begutachtung ist die *Klinik* die *Kontrolle,* für die Klinik ist es die Obduktion [*Grundmann,* 1979]. Eine Aussage (Beurteilung) ist *wahr,* wenn sie dem objektiven Sachverhalt entspricht. Besteht keine Übereinstimmung von Aussage und Sachverhalt, dann ist die Aussage *falsch.*
Eine Vielzahl von neuen Sachverhalten wurde erkannt, es wurden neue Klassifikationen und Nomenklaturen – gerade von der Pathologie – geschaffen und dieser Prozeß des ständigen Neuordnens und Lernens setzt sich aufgrund der angeführten theoretischen Ausführungen unabdingbar ständig fort. So ist es nicht verwunderlich, daß der Pathologe heute allein 7 × mehr Tumortypen als vor 27 Jahren histologisch zu bestimmen hat [*Russell,* 1980]. Neben Wissen, Erfahrung und Kontrolle durch die Klinik bleibt für den Pathologen noch ein restlicher, persönlicher Spielraum – die histologischen Befunde mit den klinischen Informationen abzuwägen und «kunstvoll auszulegen» – was eine Beurteilung schließlich abrundet und schlüssig macht. Der Kliniker (meist histologisch nicht geschult) sollte sich bewußt sein, daß die *klinischen Informationen* für den Pathologen einen wesentlichen Faktor für eine sorgfältige Begutachtung und damit eine Übereinstimmung von Aussage und Sachverhalt darstellen. *Sicherheit als Wertidee* unserer Zeit führte zum häufigen Gebrauch des Risikobegriffs. Im weitesten Sinne bedeutet Risiko Wagnis und Verlustgefahr. Auf die präoperative morphologische Diagnostik übertragen kann es hier zu einer Diskrepanz zwischen Intention und Ergebnis einer Handlung führen, auch zur Möglichkeit des Irrtums, wenn keine Klarheit über Wirkung und Nebenfolgen bestehen. Die Verlustgefahr erscheint jedoch gering gemessen am Vorteil der Handlung (präoperative morphologische Diagnostik zu betreiben). Die klinische Diagnostik leistet bereits Erstaunliches. Zur maximalen Information des Klinikers ist die morphologische Diagnose zur Ergän-

zung und zum Abschluß der Diagnostik unbedingt erforderlich. Beim lokalisierten Tumor ist vor allem die Dignität meist nur morphologisch zu klären. Auch die verschiedenen Stufen von gut zu böse sind allein nur histologisch zu unterteilen. Die Histologie bietet daneben Rückschlüsse über die biologische Aggressivität, zur Wachstumsgeschwindigkeit, zur Metastasierungsart und macht Aussagen über die Empfindlichkeit der Therapieform.

Beim *Rechtsverhältnis Patient – Arzt* stellt die Arbeit des Arztes als solche (Sorgfalt) den Vertragsgegenstand dar.

Eine Erfolgsgarantie gehört nicht dazu. Die *Pflichten des Arztes* bestehen in Aufklärungspflicht und für die Pathologie in Sorgfalt in der Diagnostik (= *genügende Untersuchung*) – *nicht* in jedem Falle aber die *richtige Erkenntnis*.

Bei der Therapie muß der Arzt das Prinzip des sichersten Weges wählen. Es besteht für ihn eine Rechenschafts- und Fortbildungspflicht.

Ein Verschulden des Arztes kann bestehen bei:

1. Vorsatz;
2. Fahrlässigkeit = mangelnde Sorgfalt;
   Fahrlässigkeit = grob – «darf nicht passieren»;
   Fahrlässigkeit = leicht – «kann passieren»;
3. «Kunstfehler» = Verletzung einer nicht umstrittenen, ärztlichen Verhaltensregel [*Hämmerli*, 1979].

Die *Absicherung* der Schäden kann durch präventive, korrektive oder kompensatorische Maßnahmen erreicht werden. Risiko und Nutzen müssen gegeneinander abgewogen werden. Immer muß gewährleistet sein, daß das Risiko den Nutzen nicht übersteigt. Eine der wichtigsten präventiven Maßnahmen stellt die *klinische Information* an den Pathologen dar. Die Fragen des Klinikers an den Pathologen sollen formuliert sein. Der Kliniker füllt den Antrag auf Begutachtung für den Pathologen selbst aus. Der Kliniker macht *ausführliche Angaben* über den Patienten: Alter, Geschlecht, Lokalisation der Läsion, klinische Daten, schickt grundsätzlich die Röntgenbilder mit zum Pathologen bei Knochentumoren!

Die *Absetzungsränder* von Gewebsentnahmen müssen markiert sein (z. B. mit einem Faden, mit Farbstoff). Hilfreich sind auch Zeichnungen des Klinikers oder Operateurs auf dem Untersuchungsantrag, so daß dem Pathologen eindeutig vermittelt wird, welche besondere Fragestellung hier existiert.

Von größter Wichtigkeit ist auch die Lokalisation der Gewebsentnahme – diese *anatomische Lokalisation* stellt überhaupt die wichtigste Information dar und sollte an 1. Stelle stehen. Das biologische Verhalten z. B. von Weichteiltumoren, subkutan oder in der Tiefe (intramuskulär) ist bei histologisch gleichem «bösartigen» Erscheinungsbild biologisch doch grundsätzlich anders. Unmittelbar subkutane Weichteiltumoren sind meist gutartig in ihrer Prognose, histologisch völlig gleichartig aussehende Tumoren in der Tiefe dagegen meist maligne.

Genaue Angaben zum makroskopischen Typ bestimmter Veränderungen (ulzerös?, polypös?) sind bei Gewebsentnahmen aus dem Magen-Darmtrakt erforderlich, um zur Tumorausbreitung keine falschen Aussagen zu machen. Es hat sich bewährt, daß der Endoskopiker sein Untersuchungsprotokoll mit an den Pathologen schickt, damit dieser umfassend informiert ist und keine Zweideutigkeiten entstehen können. Der Chirurg, der häufig die präoperative morphologische Diagnostik nicht veranlaßt hat, sollte mit der Problematik der histologischen Begutachtung von Biopsien vertraut sein, und insbesondere dann mit dem Pathologen oder auch mit dem meist internistischen Endoskopiker Rücksprache nehmen, wenn Zweifel aufkommen.

Je mehr Angaben und Fragen des Klinikers an den Pathologen gerichtet werden, um so besser die Begutachtung durch den Pathologen!

Das entnommene *Gewebe* muß *sachgerecht behandelt werden*. Eine sofortige Fixierung ist erforderlich. Als Fixationsflüssigkeit empfiehlt sich das sogenannte verdünnte Formalin: ein Teil handelsübliches 40%iges Formaldehyd und 8–9 Teile Leitungswasser. Besondere Fixationsgemische können von den Pathologen angefordert werden. Die Gewebsproben sollten vom Operateur möglichst nicht zerschnitten werden oder in zu kleine Gefäße gequetscht werden. Es sollte selbstverständlich sein, daß *alles* vom Kliniker bei einem Patienten *entnommene Gewebe* makroskopisch und feingeweblich vom *Pathologen untersucht* wird. Unterschiedliche Gewebe mit unterschiedlicher Fragestellung sollten dabei getrennt eingesandt und spezifisch gekennzeichnet werden. Die Zahl pathologischer Untersuchungsaufträge etwa aus Kostengründen zu reduzieren, darf aus ärztlicher Ver-

antwortung heraus nicht durchgeführt werden [*Altenähr*, 1980]. Ebenfalls sollte Gewebsmaterial grundsätzlich nicht geteilt werden, um es etwa gleichzeitig an verschiedene Pathologen zu senden.
Bei der präoperativen morphologischen Diagnostik des *Bronchialkarzinoms* besteht eine Fehlerquelle von 5–10% bei der Typenbestimmung an Bronchialbiopsien [*Hermanek*, 1979]. Die Erklärung ist darin zu sehen, daß Bronchialkarzinome meistens aus verschiedenen Tumorzellrassen aufgebaut sind und daß der Gesamttumor am späteren Operationspräparat überwiegend andere Tumortypen aufweist als unter Umständen in den bioptisch entnommenen Partikeln. Es ist deshalb ratsam, sich an die Empfehlung des Leipziger Pathologen *Eck* zu halten und bei bioptischen Problemen bei Bronchialkarzinomen das Wort «vorwiegend» vor dem Tumortyp hinzuzufügen (z. B. vorwiegend Plattenepithelkarzinom, vorwiegend kleinzelliges Karzinom). Besondere Vorsicht ist bei der Diagnose «kleinzelliges Karzinom» in Biopsien des Bronchialsystems angezeigt, da durch Quetschungen mit der Biopsiezange so starke traumatische Läsionen entstehen können, daß für den Pathologen zwar der Eindruck eines kleinzelligen Karzinoms besteht, in Wirklichkeit aber ein Plattenepithelkarzinom dahinter steckt. Deshalb ist es auch nicht verwunderlich, daß eine Reihe von klinischen Studien mit Zytostatika bei sogenannten kleinzelligen Bronchialkarzinomen nicht zum Erfolg führten. Um dem Problem der Kombinationstumoren beim Bronchialkarzinom gerecht zu werden, sollte die WHO-Übereinkunft von 1977 (!) verwendet werden (Druck in Vorbereitung).
Allgemein wird von erfahrenen Pathologen in 98% der Fälle die Diagnose maligner Tumoren ohne Schwierigkeiten gestellt. Im Bereich der *Onkologie* ergeben sich heute besondere Anforderungen für eine *subtile histologische* Aufarbeitung bei folgenden Tumoren [*Russel*, 1980]:
1. Hals-Nacken (Abgrenzung von Karzinom und malignen Systemerkrankungen kann oft Schwierigkeiten bereiten, eine klare Diagnostik ist jedoch erforderlich wegen der unterschiedlichen Therapien).
2. Ovar (auch hier ist der Tumortyp entscheidend für die nachfolgende Therapie, zytostatische Behandlung nur bei proliferierenden Tumoren sinnvoll).
3. Weichteilsarkome.
4. Maligne Lymphome.

Die histologische Diagnostik in der Onkologie erfordert eine genaue Tumortypdiagnose mit Grading, Staging und Coding.
Unter «qualifizierten Diagnosen» verstehen die Pathologen solche, die einen *Confidence level* von C_1 aufweisen. Dabei bedeutet C_4, daß der Pathologe den Tumor eindeutig für benigne oder maligne hält. Er weiß jedoch nicht, ob es ein Sarkom oder ein Karzinom ist. Bei C_3 und C_2 ist der Pathologe in der Lage, den Tumor nach Gewebsart und speziellem Tumortyp einzuordnen. C_1 bedeutet Einbindung eines Referenzpathologen und daß ein solcher Fall damit die sogenannte *peer quality* oder den peer-level erreicht.
Die *zytologischen Untersuchungen* dienen der Aufdeckung makroskopisch und endoskopisch nicht oder kaum sichtbarer Vor- und Frühstadien von Krebsen. Die zytologische Arbeitsmethode hat eine *geringere Zuverlässigkeit* als die histologische Untersuchung auch in der Hand erfahrener Untersucher. Es kann nicht mit letzter Sicherheit zwischen in-situ-Karzinomen, Mikrokarzinomen und fortgeschrittenen Karzinomen unterschieden werden. Falsch positive, zytologische Befunde können bei pseudomalignen Veränderungen entstehen und beim Zustand nach Bestrahlung. Jeder zytologische Befund ist mit Vorsicht zu beachten und nur mit Einschränkung als Grundlage der Therapieplanung zu verwerten [*Hermanek*, 1979].
Allgemein gilt für die Pathologen als Regel, daß man aufgrund einer ganz umschriebenen Zellatypie in der Histologie und erst recht aufgrund eines zytologischen Befundes niemals einen großen operativen Eingriff mit hoher Letalität und Morbidität empfehlen kann. Andererseits kann die Zytologie sehr hilfreich sein bei der Charakterisierung bestimmter histologisch schwierig zu beurteilender Läsionen. Z. B. sollten vom Lymphknoten bei Verdacht auf irgendeine Systemerkrankung und nach Anlegung eines Gewebsschnittes vom Chirurgen Abstrichpräparate bzw. Tupfpräparate auf Objektträgern angefertigt werden. Auch im Rahmen der Schnellschnittuntersuchung führen die Pathologen gern zusätzliche zytologische Abklatschuntersuchungen vom übersandten Untersuchungsmaterial durch, um hier eine zusätzliche Möglichkeit zur Beurteilung der Zellen zu erhalten.
Eine Fallgrube kann für den Pathologen auch die HE-Färbung vom Gewebe aus dem Knochenmark sein, wenn dieses mit Megaloblasten angefüllt ist. Die Fehldiagnose akute Leukämie wird deshalb gestellt, weil in der HE-Färbung am Gewebsschnitt die Megaloblasten für

Myeloblasten gehalten werden. Deshalb sollten bei hämatologischen Erkrankungen immer Ausstrichpräparate mitgeschickt werden, da nur so eine vollständige Beurteilung erfolgen kann.

Die *Eletronenmikroskopie* kann hilfreich sein bei der näheren Einordnung von undifferenzierten Tumoren. 2,5%iges gepuffertes Glutaraldehyd sollte deshalb sicherheitshalber im Kühlschrank des OP stehen, damit die Fixation der möglichst schonend mit einer Rasierklinge gewonnenen Proben von Glasstecknadelkopfgröße erfolgen kann. Die Gewebsstücke können bis zu 4 Wochen in dieser Lösung im Kühlschrank fixiert werden.

Erfahrung nicht durch Schematisches ersetzen. Dies gilt insbesondere für die internationalen Nomenklaturen und Klassifikationen. Alle Pathologen und auch Kliniker sollten sich an die einheitlichen internationalen Nomenklaturen jedoch weiterhin halten, da nur so ein internationaler Vergleich möglich ist und epidemiologische Aussagen gemacht werden können. Diese Nomenklaturen sind für unser Gesundheitswesen jedoch nur ein Minimalprogramm. Erinnert sei daran, daß z. B. *Morson* die WHO-Nomenklatur für die Tumoren des Magen-Darm-Traktes herausgegeben hat, in seinem eigenen neuen Buch über diese Tumorgruppe mit keiner Zeile darauf eingeht und auch in der täglichen Praxis (persönliche Mitteilung) damit nicht arbeitet.

Die *Grenzen* der *histologischen Diagnostik* (Grading) liegen dort, wo die gestaltlichen Merkmale einer Geschwulst das biologische Verhalten nicht oder nur sehr unvollkommen widerspiegeln. Da aber vorerst keine andere Möglichkeit besteht, einerseits unnötige, radikale Eingriffe zu vermeiden, andererseits eine allmählich einsetzende Malignisierung rechtzeitig zu erkennen, stellt die deskriptive Form der Diagnostik den gegenwärtig einzig gangbaren Weg dar. Auf jeden Fall muß die schematische Beurteilung von Gewebsveränderungen als Gesamtgruppe durch eine individuelle Analyse und Klassifizierung jedes einzelnen Falles ersetzt werden, wobei dem Histologen die wichtigsten klinischen Parameter, in jedem Falle aber der örtliche Befund bekannt sein muß.

Der *Schnellschnitt* zählt bereits zu den intraoperativen Untersuchungen und es soll hier nur ausgeführt werden, daß er nur dann erforderlich ist, wenn wirklich operationstaktische Konsequenzen das erfordern. Im Rahmen einer möglichst defensiven Medizin sollte die zuverlässige histologische Diagnose am Paraffinschnitt angestrebt werden. Nach heutigem Erkenntnisstand ist mit einer Tumorpropagation auch bei endgültiger Operation nach einer Woche nicht zu rechnen (Bekanntmachung Bundesärztekammer). Effizienz erfordert, das Zuverlässige dem Verträglichen (Harmlosen) vorzuziehen. Der *histologische Befund* (obwohl subjektiv) ist im Rahmen der klinischen Diagnostik weiterhin die *härteste Information*. Die primäre Berufspflicht des Arztes ist heilen und Leben retten. Wenn ein Auftrag jedoch nicht mehr erfüllbar ist, entfällt der Auftrag.

Das Wesen Heilkunde ist der *Eingriff*: Mit dem Skalpell, mit einer Droge, mit Rat. Jeder Eingriff kann strafrechtlich qualifiziert werden, falls der Eingriff nicht im Auftrag und mit Einverständnis des Patienten erfolgt (Deutsches Strafgesetzbuch § 223).

Zusammenfassung: Auch für die präoperative morphologische Diagnostik gilt, daß klar definierte Handlungssituationen von seiten der Klinik und vom Pathologen eine um so realistischere Risikobeurteilung erlauben. Kliniker und Pathologen beobachten sich gegenseitig in ihrer Arbeitsweise, Sorgfalt und Leistungsfähigkeit. Beide sollten die Problematik ihrer Fächer im Prinzip kennen und insbesondere dann Rücksprache miteinander nehmen, wenn irgendwo Zweifel aufkommen. Das Gespräch zwischen Kliniker und Pathologen, das Miteinander-Reden, die regelmäßigen Konsultationen der Kliniker untereinander und in der Gruppe der Pathologen als freiwillige Konsultationspflicht stellen einen der wirksamsten Faktoren bei der Qualitätssicherung und Absicherung von Risiken für die Patienten dar.

Mamma (Abb. 3 und 4)

Die Basis der morphologischen Diagnostik des Mamma-Karzinoms muß nach wie vor die histologische Untersuchung sein.
In der Regel ist ein isoliert auftretender palpabler Knoten zu exzidieren und einer histologischen Untersuchung zuzuführen. Das gleiche gilt für mammographisch suspekte Befunde, die nicht palpabel sind.
Von dieser Regel kann abgewichen werden bei:
1. Zysten in der Mamma, bei denen eine Punktion und Pneumozystographie sowie zytologische Untersuchung des Punktates erfolgen kann.

2. In bestimmten Fällen kann bei palpatorisch und mammographisch nicht suspekten soliden Knoten – besonders bei jungen Frauen – eine Punktions- bzw. Aspirationszytologie zur Anwendung kommen.

Die Mammazytologie hat 3 Anwendungsgebiete:

a) Mammasekret: Exfoliativzytologie

Die Exfoliativzytologie hat an der Mamma 2 Indikationen: Die pathologische Mamillensekretion und den Morbus Paget. Da Mamma-Karzinome nur selten Krebszellen mit dem Sekret nach außen abschilfern und der Morbus Paget nur in ca. 3% der Brustkrebse vorkommt, ist ihre diagnostische Ausbeute gering.

b) Mammazysteninhalt: Exsudat-Zytologie

Mammazysten lassen sich durch Feinnadelpunktion schmerzlos und vollständig entleeren. 90% aller Zystenpunktate sind zellfrei, der Rest enthält Schaumzellen, selten Milchgangsepithel. Die Zysten müssen nach Entleerung mit Luft gefüllt und durch mammographische Kontrollaufnahmen überprüft werden (Pneumozystographie). Glatte Zysteninnenwände und unauffällige Außenstrukturen geben Gewißheit, daß es sich um eine unkomplizierte mastopathische Zyste handelt. In der Regel atrophieren solcherart dargestellte Zysten.

c) Palpatorisch und mammographisch nicht suspekter solider Knoten: Aspirationszytologie

Die Feinnadelbiopsie der Mamma mit Aspiration von Zellmaterial hat in den letzten Jahren zunehmend an Bedeutung gewonnen und bei Knotenbildungen eine hohe Trefferquote erreicht. Voraussetzung ist sowohl eine große Erfahrung in der Punktionstechnik durch den klinischen Untersucher, als auch eine gleichermaßen große Erfahrung des auswertenden Zytologen.

Bei palpatorisch und/oder mammographisch suspekten Knoten darf keine Punktion erfolgen.

Exzisionsbiopsie

Der solide palpable Knoten wird in der Regel einer Exzisionsbiopsie zugeführt, bei klinischem Karzinomverdacht unter Schnellschnittbedingungen. Der exstirpierte Knoten muß gekühlt in die Pathologischen Institute geschickt werden, damit eine Rezeptoranalyse mög-

Mamma

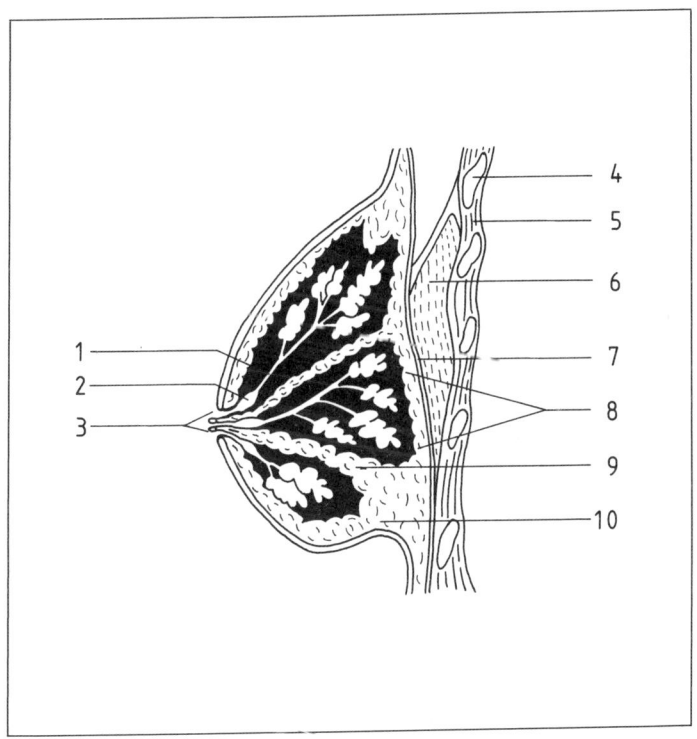

Abb. 3. Schema der weiblichen Brust.
1 Ductus lactiferus;
2 Milchsäckchen, sinus lactiferus;
3 Mamille;
4 Rippe (2.);
5 Intercostalmuskulatur;
6 M. pectoralis major;
7 Fascia pectoralis;
8 Lobus;
9 interlobäres Bindegewebe;
10 Fettgewebe.

lich ist. Die Weiterleitung des Gewebes zur Hormonrezeptoranalyse erfolgt durch den Pathologen.

Im Einzelfall kann nach sorgfältiger Abwägung aller Kriterien die Notwendigkeit einer Exstirpation eines tastbaren Knotens vom Ergebnis der Punktionszytologie, Pneumozystographie, in besonderen Fällen auch von der Nativmammographie (Lipom, verkalktes Fibroadenom) abhängig gemacht werden.

Das oben aufgeführte Vorgehen bei der Diagnostik des Mamma-Karzinoms entspricht den augenblicklichen Empfehlungen der Projektgruppe Mamma-Karzinom (Prof. Dr. Maass) des Tumorzentrums Bremen.

Mammaamputate werden meist als Präparate aus der einfachen oder der modifizierten radikalen Mastektomie erhalten. Solch einem schwerwiegenden Eingriff geht normalerweise die histologische Untersuchung einer Exzisionsbiopsie zur Klärung der Dignität der Gewebsveränderung voraus.

Da sich das Mamma-Karzinom hauptsächlich auf dem Lymphwege ausbreitet, stellen die Achsellymphknoten und die parasternalen LKN die regionären LKN der Brust dar. Die Achsel-LKN können anatomisch in fünf Gruppen unterteilt werden, der Pathologe unterscheidet jedoch nur drei: Gruppe I, II und III. Gruppe I ist unten und proximal gelegen, sie setzt sich aus den pektoralen LKN zusammen. Gruppe II ist die mittlere Gruppe und enthält die subskapulären und zentralen LKN. Zu der oberen und distal gelegenen Gruppe III gehören die lateralen, infraklavikulären und apikalen LKN.

Ist der Tumor im medialen Bereich der Brust gewachsen, spielen die parasternalen LKN bei der Ausbreitung eine größere Rolle. Über die parasternalen LKN kann sich das Mamma-Karzinom zur Gegenseite hin ausbreiten (Lymphknoten = LKN).

Das Präparat aus der modifizierten radikalen Mastektomie besteht aus einem querovalen Hautlappen, darunter gelegenem Brustparenchym, Fettgewebe und evtl. Anteilen des Musculus pectoralis minor. Als Orientierungshilfe dient eine in einem bezeichneten Segment vom Chirurgen angebrachte Fadenmarkierung. Das Gewebe, das durch Ausräumen der Axilla bis zur Vena axillaris erhalten wurde, wird meist in einem eigenen Gefäß eingesandt. Gelegentlich werden hierbei die Lymphknotengruppen durch Fäden oder Klammern gekennzeichnet.

Mamma

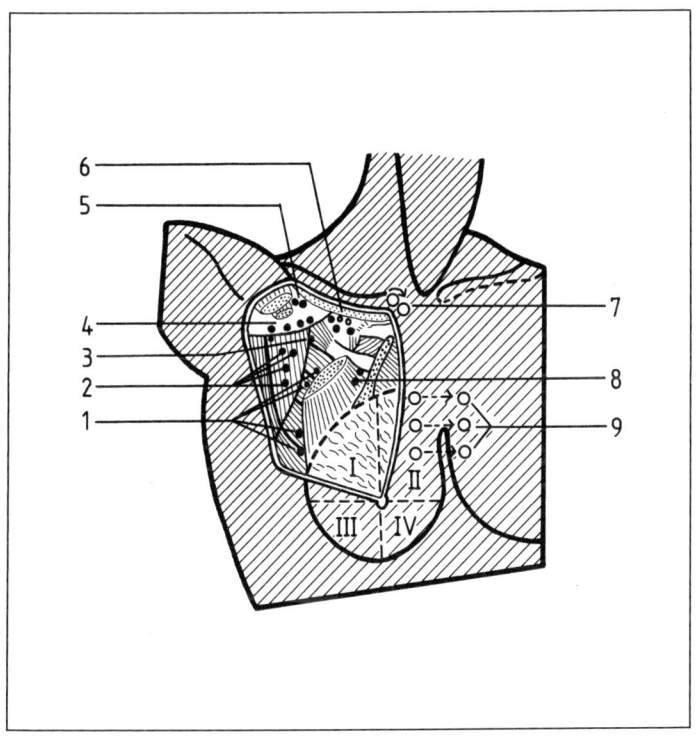

Abb. 4. Topographie der regionären Lymphknoten der Mamma.
1 Pektorale Lymphknoten;
2 subskapuläre Lymphknoten;
3 zentrale Lymphknoten;
4 laterale Lymphknoten;
5 infraklavikuläre Lymphknoten;
6 apikale;
7 tiefe zervikale;
8 interpektorale Lymphknoten, LKN nach *Rotter*;
9 parasternale Lymphknoten.

Vorgehen

Nachdem das Gewicht des Präparates festgestellt und notiert wurde, wird erst der Hautlappen, dann das gesamte Präparat ausgemessen. Auch der Durchmesser der Areole und die Höhe der Mamille werden bestimmt. Die Form der Brustwarze (prominent, retrahiert), die Pigmentation des Warzenhofes, die Beschaffenheit der übrigen Hautoberfläche, evtl. Vorhandensein von Apfelsinenhaut, Ulzerationen werden vermerkt. Der makroskopischen Beschreibung kann eine grobe Skizze dienen, in der alle Auffälligkeiten lokalisiert und die gemessenen Größen eingetragen werden. Meist findet man eine durch eine chirurgische Naht verschlossene Inzision nach PE, deren Sitz und Länge vermerkt werden. Die dorsale Fläche des Präparates wird betrachtet. Vorhandenes Muskelgewebe wird abgetrennt und zur Seite geklappt. Dann wird das Mammapräparat mit der Dorsalseite nach oben durch zahlreiche parallele Schnitte in etwa 0,5 cm dicke Scheiben zerlegt, ohne den untenliegenden Hautlappen dabei zu durchtrennen. Auf den Schnittflächen wird besonders sorgfältig nach verbliebenem Tumorgewebe gefahndet, dieses bei Vorhandensein ausgemessen.

Für die Klassifikation des Tumors ist es wichtig, dessen Größe zu bestimmen und festzuhalten. Das mengenmäßige Verhältnis zwischen Drüsen- und Fettgewebe wird geschätzt.

Es werden Gewebsproben aus der Wand und der Umgebung der PE-Höhle, aus dem darunterliegenden Gewebe sowie der darüberliegenden Haut, aus allen übrigen Quadranten, aus der Brustwarze und dem darunterliegenden Brustdrüsenparenchym und aus makroskopisch verdächtigen Bereichen entnommen.

Das Gewebe der Achselhöhle wird systematisch in kleinen Abständen von etwa 0,2 cm durchlamelliert und zusätzlich nach verhärteten Bereichen abgetastet. Alle angeschnittenen LKN werden gezählt und von jedem mindestens eine repräsentative Probe zur feingeweblichen Untersuchung entnommen. Ist der oberste, am weitesten distal gelegene LKN zu identifizieren, wird dieser gesondert numeriert und eingebettet. Alle LKN sollten eingebettet werden.

Das Präparat aus einer *einfachen Mastektomie* besteht aus einem querovalen Hautlappen mit daruntergelegenem Brustdrüsengewebe. Hier ist kein Gewebe der Brustmuskulatur oder der Achselhöhle

dabei. Bei der makroskopischen Beschreibung verfährt man im Prinzip nach dem oben angegebenen Schema.
Bei der *Mamma-Teilresektion* wird der verdächtige Knoten oder Tumor durch Quadranten-, Segment- oder ovaläre Exzision zusammen mit dem entsprechenden darüberliegenden Hautareal entfernt.
Bei der *radikalen Mastektomie* wird eine weite Umschneidung der Brust, die Entfernung der Musculi pectorales major und minor und die Ausräumung des axillären Fett-, Lymph- und Bindegewebes in toto vorgenommen. Bei der makroskopischen Untersuchung wird auf die interpektoralen LKN (sogenannte LKN nach *Rotter*) geachtet. Im übrigen wird im Prinzip wieder wie oben beschrieben verfahren. Diese Operationsmethode wird immer seltener angewandt. Noch seltener ist das supraradikale Verfahren mit zusätzlicher Ausräumung der parasternalen, infraklavikulären und supraklavikulären oder auch der mediastinalen LKN.

Musterdiktat zur Beschreibung eines Mamma-Operationspräparates

Das vorliegende, in Formalin eingesandte Operationspräparat aus einer modifizierten radikalen Mastektomie besteht aus einem elliptischen Hautlappen, darunter gelegenem Brustparenchym und Gewebe aus der Achselhöhle, das in einem eigenen Gefäß eingesandt wurde. Das Präparat wiegt . . . . g. Der Hautlappen mißt . . . . . × . . . . . cm, das gesamte Präparat . . . . × . . . . cm. Die Mamille ist unauffällig, von . . . . . Form und mißt . . . . . mm. Die Areole ist regelrecht, normalpigmentiert und hat einen Durchmesser von . . . . . cm. Die umgebende Haut ist unauffällig, ohne Ulzerationen, ohne Orangenhaut. Am Rande der Areole findet sich im Bereich des oberen äußeren Quadranten eine . . . . cm lange mit Einzelknopfnähten verschlossene chirurgische Inzision nach PE. Diese wird eröffnet. Die PE-Höhle mißt . . . . × . . . . × . . . . cm und zeigt an ihren seitlichen Wänden noch weißlich-graues, derbes Tumorgewebe. Die Dorsalseite des Mammapräparates zeigt Fettgewebe ohne verdächtige Veränderungen. Beim Durchlammellieren des Präparates wurde medial der PE-Höhle Tumorgewebe von . . . . . × . . . . . × . . . . . cm und lateral der PE-Höhle von . . . . . × . . . . . × . . . . cm gefunden. Das Verhältnis von Drüsen- und Fettewebe beträgt . . . .
Für die feingewebliche Untersuchung werden folgende Schnitte entnommen:
A 1: Schnitt durch das Tumorbett
A 2+3: Schnitte aus den verbliebenen Tumoranteilen
A 4, 5: Schnitte aus anderen verdächtigen Gewebsveränderungen
A 6: Längsschnitt durch die Mamille

A 7: Schnitt aus dem unter der Mamille gelegenen Gewebe
A 8–10: Schnitte aus den 3 übrigen Quadranten
Das Gewebe aus der Achselhöhle mißt . . . . × . . . . × . . . . cm. Beim Lamellieren fanden sich 10, nicht miteinander verbackene LKN, von denen 3 makroskopisch von Tumor befallen waren. Der kleinste Lymphknoten mißt . . . . cm, der größte . . . . cm im größten Durchmesser. Vollständige Einbettung aller LKN.

TNM-Klassifikation der malignen Mamma-Tumoren

T1	≤ 2 cm	a) ohne Fixation an Fascie/Muskel
T2	> 2–5 cm	b) mit Fixation an Fascie/Muskel
T3	> 5 cm	
T4	Infiltration in Brustwand/Haut	
	a) Brustwand	
	b) Hautödem/Infiltration oder Ulzeration	
	c) beides	
N1	Beweglich axillär	
	a) nicht als befallen betrachtet	
	b) als befallen betrachtet	
N2	Fixiert axillär	
N3	Supraklavikulär/Armödem	

Ovar und Tuben

Präparate der Adnexen erhält man meist entweder bei Uteruserkrankungen oder bei der Therapie von Ovarial-Tumoren. Die Lymphabflußwege verlaufen zu den aortalen LKN (rechts zwischen der V. renalis und der V. cava inf., links zwischen V. ovarica und der V. renalis) und zum kontralateralen Ovar.

Der makroskopischen Begutachtung kommt bei der Erstellung der Diagnose eine entscheidende Bedeutung zu. *Lohe und Baltzer* (1981) nennen einige makroskopische Kriterien, die Hinweise auf die Dignität von Ovarial-Tumoren geben können:
Danach sprechen für *Gutartigkeit:*
Unilateraler Befall,
intakte Kapsel,

glatte Oberfläche,
zystisches Tumorwachstum,
glatte Innenwandung.
Für *Bösartigkeit* sprechen:
Bilateraler Befall,
Kapseldurchbruch,
Unregelmäßigkeiten der Oberfläche,
solide bis solid-zystische Tumorbeschaffenheit,
intrazystische Papillombildung.
Das fixierte Präparat wird gewogen und seine makroskopische Erscheinung mit allen Auffälligkeiten festgehalten (Abb. 5). Routinemäßig wird das Ovar in seinem größten Längsdurchmesser durchtrennt und die Schnittfläche betrachtet. Parallel dazu werden in kleinen Intervallen Schnitte gelegt und die Schnittflächen durchgemustert. Sind makroskopisch keinerlei Auffälligkeiten zu bemerken, und ist auf dem Begleitschreiben keine besondere Fragestellung vermerkt, wird nur jeweils ein Gewebsblock aus dem größten Längsdurchmesser des Ovars und aus den Tuben jeweils ein Querschnitt zur feingeweblichen Untersuchung entnommen.
Bei Tumorbefall werden zahlreiche Gewebeblöcke aus unterschiedlichen, soliden wie zystischen Tumorpartien untersucht. Zur Beurtei-

TNM-Klassifikation der malignen Ovarial-Tumoren

UICC	Ovar	FIGO
T1	Auf Ovarien beschränkt	I
T1a	Ein Ovar. Kein Ascites	Ia
T1b	Beide Ovarien. Kein Ascites	Ib
T1c	Ein oder beide Ovarien. Ascites	Ic
T2	Mit Ausdehnung auf das Becken	II
T2a	Uterus und/oder Tuben. Kein Ascites	IIa
T2b	Andere Beckengewebe. Kein Ascites	IIb
T2c	Andere Beckengewebe. Ascites	IIc
T3	Ausdehnung auf Dünndarm/Omentum, beschränkt auf kleines Becken oder intraperitoneale Metastasen / retroperitoneale Knoten	III
M1	Befall entfernterer Organe	IV

lung, ob der Tumor vollständig im gesunden entfernt wurde, werden entsprechende Schnitte genommen.

Auch bei makroskopisch unauffälligem Ovar der Gegenseite muß dieses histologisch untersucht werden, um auch kleinste Tumoren nicht zu übersehen, da sich bei doppelseitigem Befall die Prognose ändert.

Sind die Tuben der Sitz der Krankheit, werden Querschnitte vom proximalen, uterusnahen Anteil, vom Isthmus, der Ampulle und dem Infundibulum entnommen. Auch das mitentfernte große Netz muß sorgfältig nach Tumormetastasen durchuntersucht werden.

Tubenstücke

Anläßlich einer Sterilisationsoperation schickt der Operateur zur Dokumentation der wirklich entnommenen Tubenanteile meist je ein etwa 1 cm langes Präparat. Absolut erforderlich ist, daß eindeutig vom Kliniker deklariert wird, welches Präparat zur rechten bzw. linken Seite gehört. Hier gibt es eine ganze Reihe von Möglichkeiten (z. B. Fadenmarkierung eines Präparates mit Erklärung auf dem Untersuchungsantrag). Vom Pathologen erfolgt eine getrennte Aufarbeitung der Stücke mit Querschnitten durch das Präparat, um die offene Lichtung und gesamte Tubenwand histologisch zu verifizieren.

Cervix uteri

Zervixbiopsie

Eine Zervixbiopsie wird nach einem positiven Ausstrichbefund (Pap III oder IV) zur weiteren Diagnostik durchgeführt. Dabei werden mehrere Gewebsproben von verdächtigen Stellen entnommen und in einem mit geeigneter Fixierlösung gefüllten Gefäß zur pathologischen Begutachtung eingeschickt.

Die Gewebsstückchen werden ausgezählt und ihr Aussehen schriftlich oder in Form einer Skizze beschrieben. Mit Hilfe eines Vergrößerungsglases kann man kleine Granulationen, Ulzerationen oder Hämorrhagien feststellen. Das Biopsiematerial wird vollständig eingebettet.

Cervix uteri

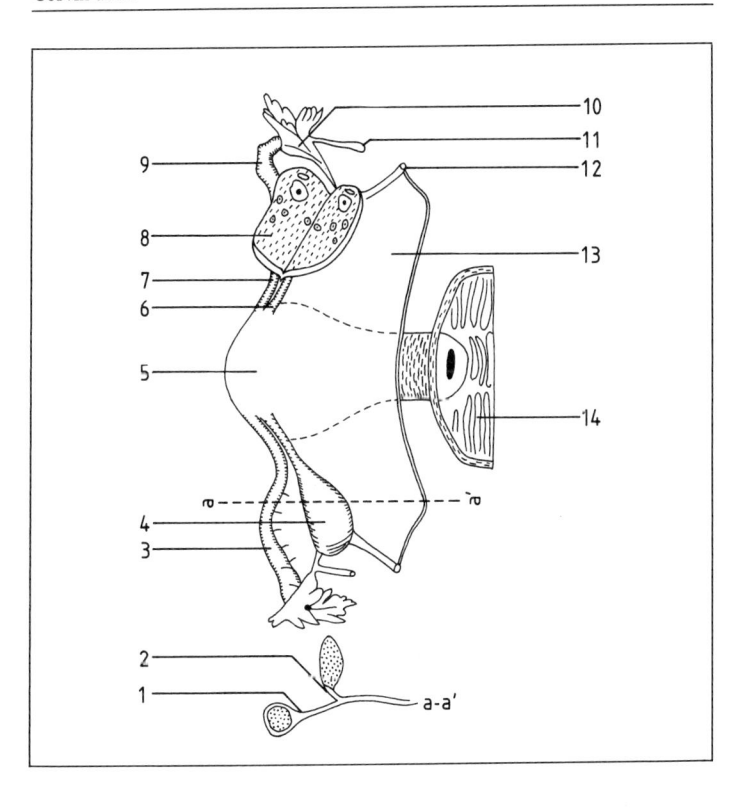

Abb. 5. Uterus mit Adnexen (Ansicht von dorsal).
1. Mesosalpinx;
2. Mesovarium;
3. Tube;
4. Ovar;
5. Uterus;
6. Lig. proprium ovarii;
7. Isthmus;
8. Schnittfläche des Ovars;
9. Ampulle;
10. Fimbrien;
11. Hydatide;
12. Lig. suspensorium ovarii;
13. Lig. latum;
14. Vagina;
a-a′ sagittaler Schnitt durch die Adnexe.

Konisation der Zervix

Eine chirurgische Konisation wird als diagnostische Maßnahme nach wiederholt verdächtiger Zytologie oder bei nicht eindeutigem Befund der Zervix-Biopsie durchgeführt. In gewissen Fällen von zervikalem Fluor und beim Oberflächenkarzinom der Zervix stellt sie die Therapie dar. Der Zervix-Konus ist ein zylindrisches Gewebsstück, das einen Teil der Portiooberfläche und den Übergang vom Zylinder- zum Plattenepithel enthält. Zur Orientierung wird oft eine Fadenmarkierung bei 12 Uhr angebracht. Größe und Form des Präparates, Farbe und Beschaffenheit der Portio-Schleimhaut, Lage, Erscheinung und Größe von Tumoren oder Erosionen werden ausgemessen bzw. beschrieben. Die Absetzungsränder werden zur Orientierung im Mikroskopierschnitt eingefärbt und der Konus im Mittelpunkt der vorderen Lippe bei 12 Uhr vertikal mit dem Messer eröffnet. Zur weiteren Aufarbeitung des Präparates werden verschiedene Techniken angewandt:
Der fixierte, eröffnete aber in seiner zylindrischen Form belassene Zervix-Konus wird durch radial verlaufende Schnittführung, dessen Zentrum der Zervikalkanal ist, in 8–12 Sektoren zerlegt. Da aus praktischen Gründen nicht alle zur Untersuchung kommenden Koni vollständig histologisch aufgearbeitet werden können, hängt der Umfang der Untersuchung weitgehend von den Informationen und Fragestellungen auf dem Begleitschein ab. Bei Pap III werden etwa 2 Sektoren ausgewählt und eingebettet. Ab *Pap III D* werden sämtliche Keile eingebettet und zur feingeweblichen Begutachtung geschnitten. Werden Gewebsveränderungen gefunden, müssen sie lokalisiert werden (siehe Abbildung 6 AB).
Um bei dieser Methode den oberen *zervikalen Absetzungsrand* besser beurteilen zu können, empfiehlt es sich, vor der Zerteilung durch den oberen, sich verjüngenden Teil mehrere horizontal verlaufende Schnitte zu legen und diese Schnitte getrennt als oberer zervikaler Absetzungsrand einzubetten, bevor der Konus – wie beschrieben – segmentiert wird (siehe Abbildung 7–I).
Bei Anwendung einer anderen Technik, bei der das fixierte Präparat durch viele parallele Schnitte in sagittal verlaufende Gewebsscheiben zerteilt wird (Abb. 6 C), werden ebenfalls gute Ergebnisse erhalten. Eine sehr gründliche, aber auch äußerst aufwendige Methode – als

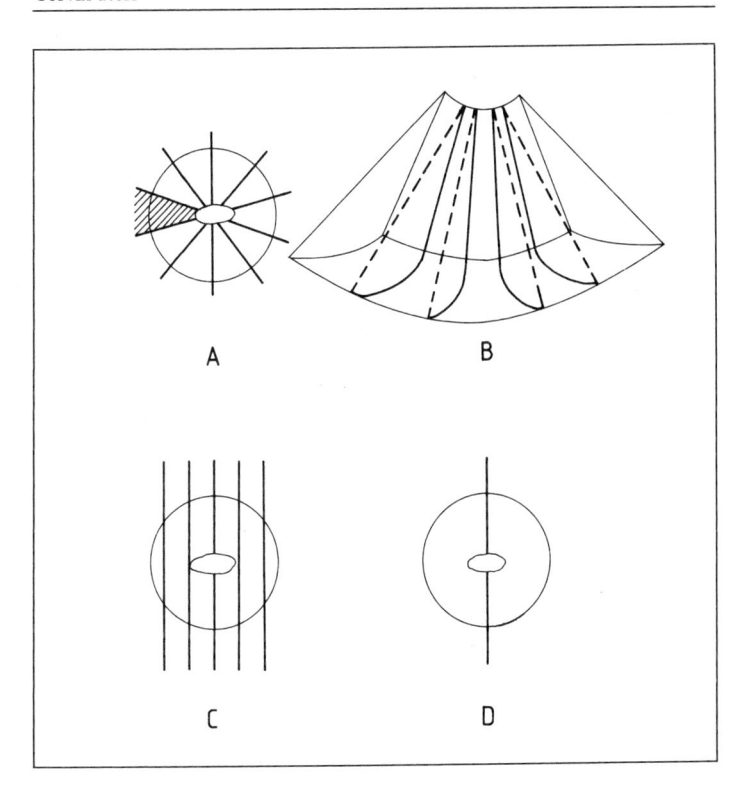

Abb. 6.
A Zerlegung des Zervix-Konus durch radiale Schnittführung;
B Ansicht vom Zervikalkanal;
C Zerlegung des Konus durch parallele sagittal verlaufende Schnitte;
D Halbierung des Konus durch sagittalen Schnitt in der Medianebene, vollständige histologische Aufarbeitung der beiden Hälften.

Standardmethode weniger geeignet – besteht in folgender Vorgehensweise: Der fixierte, zylindrische Konus wird mit einem sagittalen Schnitt in der Medianebene halbiert, jede Hälfte als Ganzes eingebettet und jeder Block vollständig aufgeschnitten und histologisch untersucht (siehe Abbildung 6 D). Erhält man das Präparat frisch und unfixiert, kann man es wie beschrieben eröffnen, es flach auf eine Korkplatte aufspannen und in dieser Form einige Stunden lang in Formalin fixieren. Wenn es gehärtet ist, werden viele parallele Schnitte von 2–3 mm Dicke angefertigt, numeriert und eingebettet (siehe Abbildung 8).

Sinn und Ziel der histologischen Aufarbeitung ist es, Informationen zu erhalten zu den Fragen nach dem Vorhandensein von intraepithelialer Neoplasie, invasivem Karzinomwachstum und Entfernung des Konus im Gesunden. Wird ein Oberflächenkarzinom der Zervix diagnostiziert und stellt sich bei sorgfältiger histologischer Untersuchung des Gewebes heraus, daß es mit Sicherheit im Gesunden entfernt und invasives Karzinomwachstum ausgeschlossen ist, so stellt die Konisation gleichzeitig die Therapie dar.

Zur Behandlung der folgenden Stadien des Tumorwachstums haben sich in Deutschland verschiedene Operationsverfahren durchgesetzt, die meist den Namen dessen tragen, der sie entwickelt hat: Wird nur die Gebärmutter entfernt, vaginal oder abdominal, so spricht man von der *einfachen Hysterektomie*. Die bei weiter fortgeschrittenem Karzinom-Befall durchgeführte *erweiterte abdominale Exstirpation* des inneren Genitale wird als *Wertheimsche* Operation bezeichnet. Bei dieser Radikaloperation werden Uterus, eine ausreichend große Scheidenmanschette, das parametrane und paravaginale Bindegewebe und die regionären LKN, wenn sie verhärtet oder vergrößert sind, entfernt. Die Mitnahme der Adnexe ist nicht unbedingt mit eingeschlossen, sondern hängt vom jeweiligen Befund und dem Alter der Patientin ab.

Das Operationsverfahren nach *Meigs* unterscheidet sich von dem nach *Wertheim* dadurch, daß es zusätzlich die Entfernung des regionären Lymphgefäßsystems vorsieht. Die *erweiterte vaginale Entfernung* des inneren Genitale wird als *Schautasche* Operation bezeichnet. Bei dieser Form der Radikaloperation wird meist auf die Entfernung der Adnexe verzichtet.

Brunschwig hat ein extrem radikales Operationsverfahren entwik-

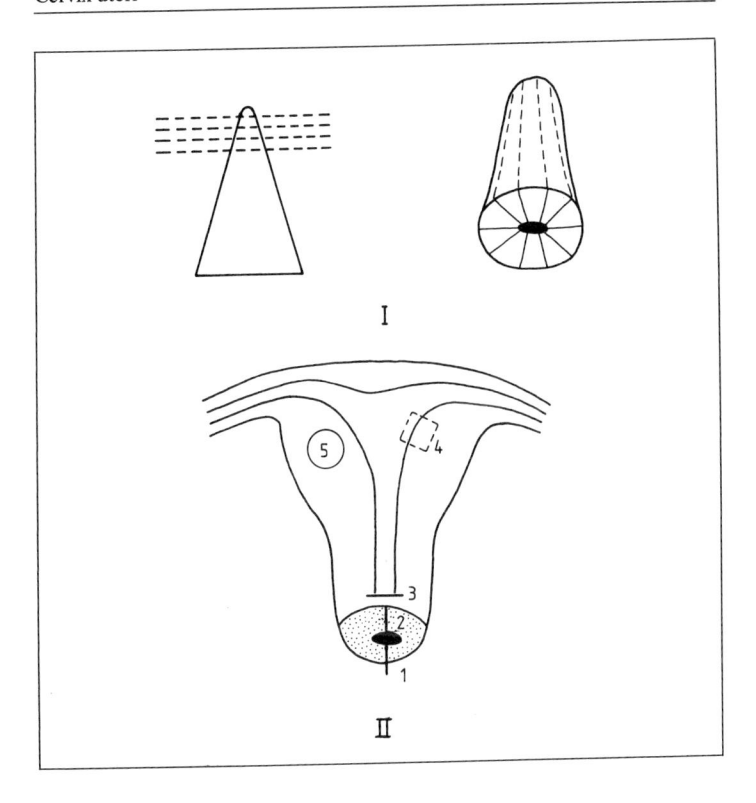

Abb. 7.
I Zerlegung des Zervix-Konus durch horizontale Schnittführung an der Spitze und radiale Zerteilung des Konus;
II Gewebeentnahme bei der Aufarbeitung des Uterus:
  1 Hintere Muttermundslippe;
  2 vordere Muttermundslippe;
  3 innerer Muttermund quer;
  4 Endometrium und Myometrium;
  5 Myomknoten.

kelt, bei dem auch befallene Nachbarorgane wie Harnblase und Rektum mit entfernt werden. Diese Methode hat sich jedoch in Europa nicht so sehr durchsetzen können.

Bei Operationspräparaten, die LKN enthalten, achtet der Operateur darauf, daß die verschiedenen LKN-Gruppen auch voneinander getrennt verpackt und entsprechend mit Angaben über den Ort der Herkunft etikettiert werden. LKN enthaltendes Gewebe wird durch zahlreiche parallele Schnitte in etwa 2 mm dicke Scheiben geschnitten, deren Flächen makroskopisch untersucht werden. Segmente, deren Schnittflächen LKN-Gewebe enthalten, werden zur feingeweblichen Untersuchung eingebettet, wobei die Gewebsscheiben so gewählt werden, daß sich auf den Mikroskopierschnitten möglichst große Schnittflächen jedes angeschnittenen LKN darstellen. Weitere Ausführungen im Lymphknotenkapitel.

In den fortgeschrittenen Stadien des Karzinom-Wachstums werden bei Operabilität mehr oder weniger ausgedehnte Hysterektomien durchgeführt. Um das Ausmaß der operativen Maßnahmen dem vorliegenden Krankheitsstadium, d. h. der Ausdehnung des Organbefalls anzupassen und um Behandlungsergebnisse vergleichbarer zu machen, wurde eine Klassifikation von Formen der *erweiterten Hysterektomie* geschaffen. *International* durchgesetzt hat sich die Klassifikation nach *Piver und Rutledge*, die im folgenden beschrieben wird: Nach *Klasse I* wird die Hysterektomie ohne Entfernung des parazervikalen Gewebes durchgeführt. In der Regel geschieht dies beim Oberflächenkarzinom, beim frühinvasiven Zervix-Karzinom, nach präoperativer Bestrahlung eines Adeno-Karzinoms der Zervix oder eines endozervikalen Plattenepithel-Karzinoms.

Die erweiterte Hysterektomie nach *Klasse II* sieht eine ausgedehntere Entfernung des parazervikalen Gewebes vor, wobei die Blutversorgung des distalen Ureters und der Blase weitgehend erhalten bleiben. Die mediale Hälfte der Ligg. cardinalia, der Ligg. sacrouterina, die Becken-LKN und das obere Drittel der Scheide werden mitentfernt. Diese Form der erweiterten Hysterektomie wird beim Mikro-Karzinom und beim auf die Zervix beschränkten Rezidiv nach Bestrahlung angewandt.

Bei Patientinnen mit einem Zervixkarzinom im Stadium I–II a wird gemäß *Klasse III* das parametrane und paravaginale Bindegewebe, die Becken-LKN, das gesamte lig. cardinale, das lig. sacrouterinum

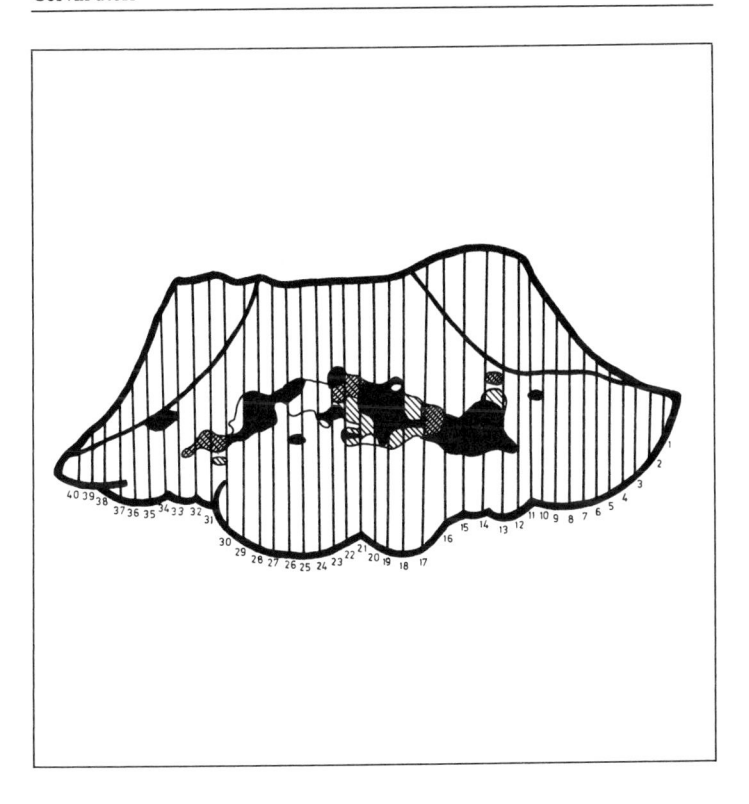

Abb. 8. Zerlegung eines flach aufgespannten Zervixpräparates durch zahlreiche parallele 2–3 mm dicke Schnitte und Darstellung der Erfassung von verschiedenen Gewebsveränderungen der Zervix (dunkel = carcinoma in situ; schraffiert = Dysplasiestufen).

und die obere Hälfte der Vagina operativ entfernt. Soll die Funktion der Ovarien erhalten bleiben, wird mindestens ein Ovar belassen.
Bei ausgedehnteren ventral liegenden Rezidiven wird, wenn die Erhaltung der Blase noch möglich erscheint, die Hysterektomie nach *Klasse IV* durchgeführt. Im Unterschied zu Klasse III wird hierbei das periurethrale Gewebe, die obere Blasenarterie und ¾ der Vagina mitentfernt. Hat ein Rezidiv einen Abschnitt des distalen Ureters oder der Blase befallen, werden diese Anteile im Rahmen der Hysterektomie nach *Klasse V* entfernt.

Musterdiktat für Wertheim-Operation

Von der Klinik eingesandt wurde in mehreren Töpfen und Gefäßen folgendes Präparat:
a) Auf einer Korkplatte fixiertes Uterus-Op.-Präparat mit beiden Parametrien und anhängenden Adnexen sowie Vaginalmanschette. Gesamtlänge .... cm, Breite .... cm, Tiefe .... cm.
Vaginalmanschette von max. .... cm, Länge ohne Auffälligkeiten. Ektozervix von .... × .... cm. Durchmesser mit glatter Oberfläche außen und glasigem verdächtigem Gewebe in der Umgebung des quergestellten äußeren Muttermundes. Beim Lamellieren der Zervix stellt sich das glasige verdächtige Gewebe auf bis zu ... cm Tiefe in der Umgebung des Zervikalkanals dar. Gesamtdurchmesser der Endozervix beträgt .... × .... cm. Außen ein makroskopisch unauffälliger Muskelsaum von .... cm. Uteruscavum glatt, ausgekleidet von einem Blutfilm. Myometrium max. .... cm stark, ohne Knotenbildungen. Anhaftend beide Adnexe mit 7 cm langen und 0,5 cm starken Tuben beidseits und den mandelförmigen je $2 \times 1 \times 0,8$ cm großen Ovarien. Die Tuben sind unauffällig. Die Oberfläche der Ovarien ist glatt, die Schnittfläche zeigt eine unauffällige Kapsel, keine Corpora lutea oder Blutungen. Parametranes Bindegewebe beidseitig von .... cm Breite. Mehrere Unterbindungen sowie Einblutungen. Parametrien makroskopisch frei von Tumor.
Für die histologische Begutachtung wurden Proben entnommen, die wie folgt bezeichnet werden:
A: Vordere Vaginalmanschette;
B: Hintere Vaginalmanschette;
C: Vordere Muttermundslippe;
D: Hintere Muttermundslippe;
E: Endocervix;
F: Isthmusbereich;

G: Parametrium re;
H: Parametrium li;
I: Tube re;
J: Tube li;
K: Ovar re;
L: Ovar li.
b) In gesonderten Gefäßen wurden eingesandt:
I Fett und LKN d. A. iliaca com. re von . . . . × . . . . cm;
II Fett u. LKN d. A. iliaca com. li;
III Fett und LKN d. Fossa obturatoria re;
IV Fett und LKN d. Fossa obturatoria li;
V Fett und LKN d. A. iliaca interna re;
VI Fett und LKN d. A. iliaca interna li;
VII Fett und LKN d. A. iliaca externa re;
VIII Fett und LKN d. A. iliaca externa li.

Die in 2 mm dicken Scheiben aufgearbeiteten LKN werden vollständig eingebettet (s. Kapitel über LKN).

TNM-Klassifikation der malignen Tumoren der Cervix uteri

UICC	Cervix uteri	FIGO
Tis	Carcinoma in situ	0
T1	Beschränkt auf Zervix	I
T1a	Mikroinvasiv bis 5 mm Tiefenwachstum	Ia
T1b	Klinisch invasiv	Ib
T2	Ausdehnung auf Vagina (nicht unteres Drittel) Parametrium/nicht Beckenwand	II
T2a	Vagina (nicht unteres Drittel)	IIa
T2b	Parametrium	IIb
T3	Ausdehnung auf das untere Drittel der Vagina/ Parametrium/Beckenwand	III
T3a	Vagina/unteres Drittel	IIIa
T3b	Parametrium/Beckenwand	IIIb
T4	Ausdehnung auf Harnblase/Rektum/über eigentliches Becken hinaus	IVa
M1	Befall entfernterer Organe	IVb

Abradate

Abrasionen werden entweder zu diagnostischen Zwecken, z. B. bei Blutungsstörungen oder Karzinomverdacht, oder aus therapeutischen Gründen, wie z. B. Blutungsstörungen oder Abort durchgeführt.
Für die Beurteilung des Abrasionsmaterials sind auf dem Begleitschreiben außer Namen und Alter der Patientin auch Angaben über das Datum der Entnahme, den 1. Tag der letzten Regel, das Blutungsschema, den Blutungscharakter, evtl. vorausgegangene Hormonbehandlungen, endokrine Störungen und evtl. spezielle Fragestellungen wichtig.

Vorgehen

Das Endometrium ist ein weiches Gewebe, das schnell autolytisch werden kann, deshalb ist eine schonende Fixierung am besten sofort nach der Entnahme zu empfehlen. Da das zur Untersuchung eingesandte Abradat möglichst wenig Blutbeimengungen enthalten sollte, kann man das Gewebe vor der Fixierung durch vorsichtiges und kurzes Waschen in physiologischer Kochsalzlösung oder durch kurzes Auflegen auf ein feinmaschiges Sieb oder Mull-Läppchen von gröberen Blut- und Schleimbeimengungen befreien. Danach wird es schonend in Fixierungsmittel eingebracht.
Zur makroskopischen Beschreibung wird das Präparat als kugelförmige Anhäufung angeordnet und die Ausmaße notiert. Es wird auf Gewebsbröckel von ungewöhnlicher Form, Farbe und Konsistenz untersucht.
Zur histologischen Begutachtung wird das gesamte Gewebsmaterial eingebettet. Zur histologischen Sicherung maligner Veränderungen des Uterus wird die *fraktionierte diagnostische Kürettage* durchgeführt. Das aus Zervix- und Korpusbereich getrennt gewonnene Abrasionsmaterial wird auch getrennt aufgearbeitet.

Uterus

Die operative Entfernung des Uterus geschieht stets aus therapeutischen Gründen bei einer ganzen Reihe von Indikationen und ist ein relativ häufiges Ereignis. Je nach Art, Dignität und Ausdehnung der Erkrankung werden Uteruspräparate mit oder ohne Adnexe erhalten. Ist die Zervix von malignem Wachstum mitbefallen, wird zusätzlich im Rahmen der erweiterten abdominalen Uterusexstirpation eine Scheidenmanschette und das parametrane und paravaginale Bindegewebe mit den regionären LKN mitentfernt, so daß ein ausgedehntes Präparat zur Untersuchung kommt. Regionäre LKN sind die paraaortalen und präsacralen LKN sowie die Lnn. interiliaci und iliaci externi.

Unabhängig von der Größe des erhaltenen Operationspräparates gelten beim Zuschneiden immer die gleichen Grundsätze. Die histologische Aufarbeitung sollte sowohl die Ermittlung der Diagnose als auch eine Stellungnahme zu prognostischen Kriterien ermöglichen, aus denen sich wichtige Konsequenzen für die Therapie ergeben. *Prognostische Kriterien* sind vor allem: Tumorausdehnung, Infiltrationstiefe, Ausbreitung auf dem Lymph- oder Blutweg, Art des Tumorwachstums (umschrieben, exophytär, endophytär), aber auch der histologische Typ und der Differenzierungsgrad.

Um autolytische Gewebsveränderungen zu vermeiden, wird das Präparat unmittelbar nach der Resektion in ein Gefäß mit geeigneter Fixierlösung eingebracht. Zur besseren Durchfixierung wird der Uterus vorher in Längsrichtung mit dem Messer eröffnet.

Im pathologischen Labor wird das erhaltene Präparat gewogen, gemessen und beschrieben z. B. mit einem Diktiergerät oder handschriftlich. Dabei wird die makroskopische Erscheinung in Form einer groben Skizze, in der auch die makroskopisch sichtbaren Gewebsveränderungen eingezeichnet werden, festgehalten. Länge des Uterus von der Spitze des Fundus bis zur Ektozervix, Breite und Dicke des Uterus sowie der Durchmesser der Ektozervix werden gemessen und notiert.

Bei der makroskopischen Untersuchung wird bei der Ektozervix auf die Gestalt, auf die Farbe, auf evtl. Erosionen, Ulzerationen oder Einrisse geachtet. Bei der Endozervix wird die Anwesenheit von Ovula Nabothi oder Polypen vermerkt, jeder Tumor beschrieben. Die Dicke des Endometriums wird gemessen, dabei dessen Struktur und Farbe beachtet. Entsprechendes gilt für das Myometrium. Vorhandene Myome werden gezählt, ausgemessen und deren Schnittflächen beschrieben, die meist ein gewundenes Muster zeigen. Die Lo-

kalisation kann auf der Skizze vermerkt werden. Tumoren werden aufgeschnitten und dabei besonders auf das Schnittflächenmuster und die Grenzen des Tumors geachtet.
Routinemäßig geführte Schnitte des Uterus enthalten folgende Gewebsanteile (Abb. 7 II, Seite 35):
1. Vordere Lippe der Zervix mit Exo- und Endozervix und vaginalen Rändern;
2. hintere Lippe entsprechend;
3. Querschnitt des inneren Muttermundes;
4. Schnitt aus dem oberen Utertussegment, das Auskleidung des Uteruscavums und Myometrium enthält.

Daraus könnte sich folgendes *Diktatmuster für die Praxis* ergeben:

Gewicht, Größe .... schweres Uterus-Operationspräparat mit glatter (stumpfer, aufgefaserter) Serosa im Fundusbereich. Ektozervix fast rund von max..... cm Durchmesser. Weißgraue, glatte Oberfläche (stumpfe, aufgefaserte) in der Peripherie und braune, samtartige Oberfläche in der Umgebung des engen (weiten) äußeren Muttermundes. Zervikalkanal quergestellt bedeckt von 2 mm hoher polypöser Schleimhaut. In der Wandung der Zervix bis zu pfefferkorngroße schleimgefüllte zystische Hohlräume. Uteruscavum gering erweitert, ausgekleidet von einem Blutfilm und etwa 1 mm hoher, bräunlicher Mukosa. Myometrium fein (grob) gefasert von max..... cm Breite. Darin eingelagert multiple weiß-graue, scharf abgegrenzte submuköse, intramurale und subseröse Knotenbildungen. (Konsistenz der Knoten beschreiben.) Für die Begutachtung Entnahme von ....

Bei besonderen Läsionen und bei Vorhandensein der Adnexe werden selbstverständlich zusätzlich Schnitte angefertigt. *Lohe und Baltzer* (1981) von der Uni-Frauenklinik München empfehlen beim *Endometrium-Karzinom* folgende histologische Aufarbeitung:
Das Uteruspräparat wird 24 Stunden in «Stieve»-Lösung fixiert. Danach wird der Uterus mit den Adnexen systematisch in 0,5 cm dicke Gewebsscheiben zerschnitten. Dabei wird zuerst aus der Mitte des Uterus eine sagittal verlaufende Gewebescheibe geschnitten, die seitlichen, in Isthmusnähe gelegenen Anteile werden in horizontal verlaufende Gewebescheiben, die Fundusanteile in sagittal verlaufende Scheiben zerlegt. Die Adnexe werden vollständig zugeschnitten.
In der Regel werden 24 Gewebeblöcke erhalten (von denen etwa 48 Gewebeschnitte gewonnen werden). Bei Mitbefall der Zervix wird auch diese wie beim Zervix-Karzinom vollständig zugeschnitten.

TNM-Klassifikation der malignen Tumoren des Corpus uteri

UICC	Corpus uteri	FIGO
Tis	Carcinoma in situ	0
T1	Beschränkt auf Corpus uteri	I
T1a	Cavum uteri ≤ 8 cm	Ia
T1b	Cavum uteri > 8 cm	Ib
T2	Ausdehnung auf Zervix	II
T3	Ausdehnung über Uterus hinaus/aber innerhalb des kleinen Beckens	III
T4	Ausdehnung auf Harnblase/Rektum/über kleines Becken hinaus	IVa
M1	Befall entfernterer Organe	IVb

Vagina

Gut- und auch bösartige Tumoren der Vagina kommen verhältnismäßig selten vor. Etwa 2 % aller malignen Tumoren des gesamten weiblichen Genitales sind Scheidenkarzinome, die dreimal so häufig sekundär wie primär entstehen.

Die Richtung der lymphogenen Ausbreitung hängt von der Lage des krankhaften Geschehens innerhalb der Vagina ab: Die oberen ⅔ der Vagina werden über eine obere und mittlere Gruppe von Lymphgefäßen drainiert, die in die Becken-LKN und in die Lnn. iliaci externi und interni einmünden, die regionalen LKN des unteren Scheidendrittels sind die Lnn. inguinales. Zusätzlich bestehen zahlreiche Anastomosen zu beiden Seiten der Vagina. In der Mehrzahl sind die Scheidenkarzinome im Bereich der hinteren Wand des oberen Scheidendrittels gelegen.

Zu diagnostischen Zwecken werden Gewebsproben mit dem scharfen Löffel oder mit dem Skalpell entnommen und zur pathologischen Untersuchung eingeschickt. Die operative Therapie richtet sich aufgrund der unterschiedlichen Lymphabflußwege nach der Lage des befallenen Abschnitts. Bei Karzinomen im unteren Drittel der Scheide werden Operationspräparate wie beim Vulva-Karzinom erhalten und entsprechend aufgearbeitet. Maligne Veränderungen des oberen

Scheidendrittels werden operativ wie Zervix-Karzinome behandelt. Das Vorgehen bei der Aufarbeitung von Präparaten der erweiterten abdominellen Exstirpation des inneren weiblichen Genitale wird im Kapitel über die Zervix besprochen.

TNM-Klassifikation der malignen Vaginaltumoren

UICC	Vagina	FIGO
T1	Vaginalwand	I
T2	Paravaginales Gewebe	II
T3	Ausdehnung zur Beckenwand	III
T4	Blase/Rektum über kleines Becken hinaus	IVa

Vulva

Vulvagewebe kommt entweder als Probebiopsie oder als Operationspräparat nach mehr oder weniger radikalen Resektionen zur pathologischen Untersuchung. Vulvamalignome stellen 5% aller bösartigen Geschwülste der weiblichen Genitalorgane dar (Plattenepithelkarzinome, Adeno-Karzinome, M. Paget, malignes Melanom, Sarkom, sekundäres Karzinom).

Unabhängig von der Größe des eingesandten Materials ist für eine exakte und aussagekräftige Beurteilung der Veränderungen eine sorgfältige Etikettierung mit genauer Beschreibung von klinischen Befunden und Angabe des Entnahmeortes der Biopsie von großer Bedeutung. Kommen mehrere Proben derselben Patientin zur Untersuchung, empfiehlt es sich, jede mit einer eigenen Nummer zu versehen und die Entnahmeorte gesondert zu vermerken.

Die Lage eines Tumors spielt aufgrund der örtlich unterschiedlichen *Lymphabflußwege* und regionalen Lymphknoten für die Richtung der lymphogenen Ausbreitung eine Rolle. Regionale Lnn. der vorderen ⅔ der Vulva sind die Lnn. inguinales superficiales et profundi und die Lnn. iliaci externi, außerdem noch die tiefen Beckenlymphknoten für die medialen Vulvaanteile (z. B. Klitoris). Lymphabflußwege des hinteren Vulvadrittels sind die perinealen Lymphbahnen und die das Rektum umgebenden Lymphgeflechte.

Bei der Aufarbeitung von Vulvapräparaten wird entsprechend den allgemeinen Prinzipien verfahren. Unfixiert eingesandtes frisches Gewebe wird sobald wie möglich fixiert zur Verhinderung der Autolyse.

Probeentnahmen aus der Vulva werden als Probeexzision, Knips- oder Stanzbiopsie zur frühzeitigen histologischen Klärung von verdächtigen Gewebsveränderungen eingeschickt. *Blaustein* (1977) empfiehlt hierbei folgendes Vorgehen: Die Proben werden in kleine Blöckchen geschnitten und vollständig eingebettet. Zur Orientierungshilfe können Oberflächen z. B. mit Mercurochrom farblich markiert werden.

Wurde eine bösartige Gewebsveränderung diagnostiziert, werden mehr oder weniger ausgedehnte Vulvaresektionen vorgenommen. Die *oberflächliche Vulvektomie* mit oberflächlicher Exzision der Vulva- und Perianalhaut wird bei Karzinoma in situ durchgeführt. Nach *Blaustein* (1977) werden Schnitte parallel zu den chirurgischen Absetzungsrändern angefertigt. Wegen des multizentrischen Wachstums empfehlen sich viele Schnitte, da invasives Wachstum ausgeschlossen werden soll.

Bei der *totalen Vulvektomie* (oft bei M. Paget) wird die gesamte Vulva bis zur tiefen Fascie exzidiert. Frische Präparate werden aufgespannt und gründlich fixiert. Beim Zuschneiden wird das Gewebe durch parallele Schnitte in etwa 0,5 cm dicke Scheiben zerlegt, so daß auch die Dermis beurteilt werden kann. Durch sorgfältiges Vorgehen können verborgene Herde, aber auch Schweißdrüsen-Karzinome entdeckt werden, die bei etwa 30% aller an M. Paget Erkrankten beobachtet werden.

Eine *radikale Vulvektomie* bedeutet die Exzision der gesamten Vulva mit beidseitiger inguinaler und femoraler Lymphektomie (en bloc). Zur Skizzierung des Operationspräparates gehört auch die makroskopische Beschreibung des Tumors mit Angabe über den Sitz, die Ausmaße, die Beschaffenheit und die Eindringtiefe. Durch die systematische histologische Untersuchung des Operationspräparates soll eine zuverlässige Aussage über die *Morphologie,* die *Ausbreitung* des Tumors und die *Prognose* ermöglicht werden. Für die Aufarbeitung von Vulvektomiepräparaten hat sich nach *Lohe und Baltzer* (1981) folgendes Vorgehen bewährt: Das unfixierte Präparat wird auf einen Korkrahmen aufgespannt, 24 Stunden lang in «Stieve»-Lösung gehärtet und nach folgendem standardisierten Schema zugeschnitten

(Abb. 9): Aus der vorderen und hinteren Kommissur wird je ein sagittal verlaufender Gewebsblock herausgeschnitten. Die verbleibenden seitlichen Vulvahälften werden in horizontal gerichtete Gewebsscheiben zerlegt und fortlaufend numeriert. Auf diese Weise werden in der Regel etwa 22 Gewebsblöcke erhalten, aus denen etwa 48 Gewebsschnitte angefertigt werden. Von Bedeutung für die Therapie sind folgende Angaben:
Lokalisation und Ausdehnung des Tumors,
Entfernung im Gesunden,
Tumorlänge, -breite, Invasionstiefe.

TNM-Klassifikation der Vulva-Tumoren

UICC	Vulva	FIGO
T1	≤2 cm	I
T2	>2 cm	II
T3	Untere Urethra/Vagina/Perineum/Anus	III
T4	Obere Urethra/Blase/Rektum/Beckenwand	IV
N1	Homolateral/beweglich	–
N2	Bilateral/beweglich	–
N3	Fixiert	–

Plazenta

Zwischen Geburtshelfern und Pathologen besteht allgemein Übereinstimmung darüber, daß nicht jede Plazenta grundsätzlich zur Begutachtung eingesandt werden muß. Eine Untersuchung sollte jedoch bei allen mit Risikofaktoren verbundenen Schwangerschaften oder Entbindungen und zur Analyse von perinatalen Todesfällen vorgenommen werden. Demzufolge werden etwa 10% der Nachgeburten der Untersuchung zugeführt. Schließt man die Fälle von Mehrlingsgeburten mit ein, werden es 15%.

Dem Präparat sollte ein Begleitschein beigefügt sein, dem die für den Pathologen zur Beurteilung notwendigen Informationen über Schwangerschaft, Geburtsverlauf und Zustand des Kindes entnommen werden können. *Blaustein* (1977) gibt ein Beispiel für ein sogenanntes Plazenta-Informationsblatt.

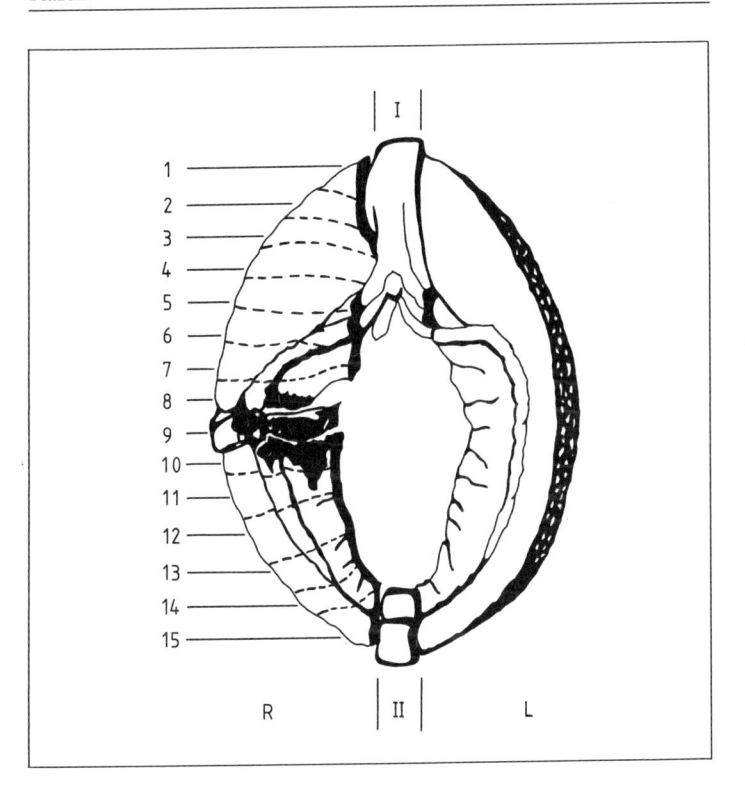

Abb. 9. Zuschneidetechnik beim operierten Vulva-Karzinom.
I, II Sagittal verlaufender Gewebeblock aus der vorderen und hinteren Kommissur;
1–15 horizontal verlaufende Gewebeblöcke der seitlichen Vulvahälften.

Vorgehen

Nach Erhalt sollte die Plazenta, um autolytischen Veränderungen vorzubeugen, sofort in einem Gefäß im Kühlschrank gekühlt oder in 4%iges Formalin eingelegt und möglichst am gleichen Tag noch untersucht werden. Einfrieren sollte vermieden werden, da hierdurch Artefakte entstehen, die wichtige Details verbergen können. Als Präparat bekommt man die im Rahmen der Nachgeburt erhaltene Plazenta mit anhängenden Eihäuten und der Nabelschnur.

Am Beginn der Untersuchung steht die Erfassung der makroskopischen Erscheinung. Da die meisten wesentlichen pathologischen Veränderungen der Plazenta sich bereits dem bloßen Auge bemerkbar machen, lohnt es sich hierbei, mit besonderer Aufmerksamkeit vorzugehen (Abb. 10).

Zunächst wird das gesamte Präparat gewogen. Normalerweise liegt das Gewicht bei 450–500 g, wovon etwa 20% auf Nabelschnur und Eihäute fallen. Fixierte Präparate wiegen 5% mehr als frische. *Gewicht* und alle im folgenden bestimmten Maße werden notiert. Alle anderen der Beschreibung der Plazenta dienenden Merkmale einschließlich aller festgestellten Auffälligkeiten werden entweder in Form einer Skizze oder mit Worten festgehalten. Die *Form* der Plazenta ist normalerweise rundlich bis oval. Zur Bestimmung der *Größe* wird der größte Durchmesser, normal 16–20 cm, und die durchschnittliche Dicke, meist 2–3 cm, gemessen. Abweichungen von dieser Norm bezüglich Form, Größe und Dicke, wie z.B. herz-, bohnen-, hufeisen-, bandförmige oder langgestreckte Plazenten besitzen nicht von vornherein pathogenetische Bedeutung, werden aber auf jeden Fall vermerkt. Von Bedeutung sind aber jene Unregelmäßigkeiten, bei denen das Plazentagewebe mehrlappig erscheint oder gar auf mehrere Plazenten von gleicher (Pl. bi-, tripartita) oder unterschiedlicher Größe (Pl. succenturiata) verteilt ist.

Da *Nebenplazenten* leicht übersehen werden und im Uterus zurückbleiben können, muß das erhaltene Präparat auf Vollständigkeit untersucht werden. Dazu wird der Rand des Organs genau betrachtet. Ist eine Nebenplazenta vorhanden, laufen 2 oder mehrere Gefäße über den Rand der Plazenta hinüber, während sonst die Gefäße regelmäßig bereits 1½–2 cm vom Rand entfernt in der Tiefe des Gewebes verschwinden. Findet man solche abgerissenen Gefäße, dann

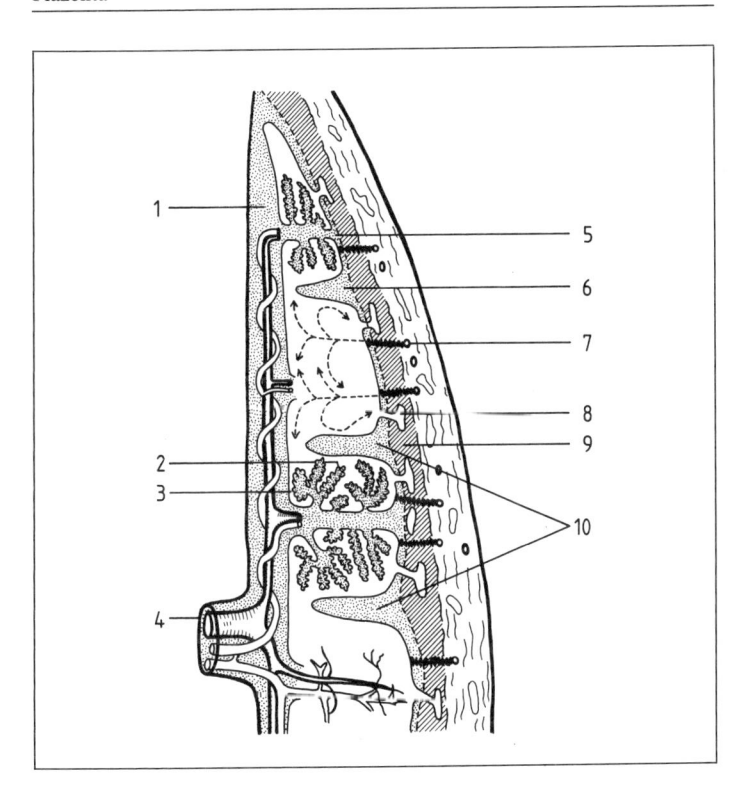

Abb. 10. Schema des Plazentaaufbaus.

1 Chorionplatte;
2 Chorionzotten;
3 Intervillöser Raum;
4 Nabelschnur;
5 Basalplatte;
6 Kotyledonenseptum;
7 Spiralarterien;
8 Vene;
9 Dezidua basalis;
10 Kotyledonen.

ist eine Nebenplazenta zurückgeblieben, die wie jedes andere zurückgebliebene Plazentagewebe entfernt werden muß.
Beim Betrachten der mütterlichen Organoberfläche wird auf die Farbe und auf das evtl. Vorhandensein vermehrter Kalkeinlagerungen geachtet. Bei der Blasenmole erscheint die ganze Plazenta vergrößert und die Zotten sind blasig aufgetrieben und traubig.
Die Eihäute werden in ihrer größten und kleinsten Ausdehnung vom Randsinus aus gemessen. Bei Mekoniumabgang zeigen sie eine grünliche Verfärbung. Amniotische Stränge und Adhäsionen, die man bei Neugeborenen mit Schnürfurchen, amputierten Gliedern oder Spaltbildungen erwarten könnte, lassen sich am besten dadurch darstellen, daß man die Amnionhaut in Wasser entfaltet. Auf Randsinusblutungen (häufig bei Totgeborenen) achten!
Die *fetale Oberfläche* wird betrachtet. Der Ort der Nabelschnurinsertion wird vermerkt und dessen kleinster Abstand vom Rand gemessen. Er liegt gewöhnlich etwas exzentrisch, weniger häufig zentral oder marginal, in nur 1% der Fälle im Bereich der Eihäute. *Länge* und *Querdurchmesser der Nabelschnur* werden ausgemessen. Durch Betrachten des Querschnitts überzeugt man sich davon, daß alle 3 Gefäße, die 2 Aa. umbilicales und die V. umbilicalis vorhanden sind. Abweichungen wie etwa das Fehlen einer Umbilicalarterie sind von Bedeutung, da hierbei gehäuft Totgeburten und erhöhte Mißbildungsraten beobachtet werden. Der Verdacht auf das Vorhandensein nur einer Nabelarterie sollte in jedem Falle mikroskopisch erhärtet werden. Echte und falsche Knotenbildungen, Blutungen und Torsionen der Nabelschnur werden notiert und nach evtl. Thromben d. V. umbilicalis gefahndet. Beim Betrachten der fetalen Plazentaoberfläche wird auf die Verteilung der Blutgefäße, auf Thromben, fetale Aneurysmen oder Varizen geachtet. Dann wird die Plazenta durch zahlreiche parallele Schnitte in etwa 0,5 cm dicke Scheiben zerlegt. Die Schnittflächen werden auf gelbe Infarktbezirke, Verkalkungen, vermehrte intervillöse Thromben und sonstige auffällige Veränderungen hin besehen. Routinemäßig werden Gewebsproben zur feingeweblichen Untersuchung aus folgenden Bereichen des Präparates entnommen:
1. Nabelschnur, quer;
2. Insertionsgebiet der Nabelschnur;
3. Eihäute;

4. Randsinusbereich;
5. Plazentamitte.
Bei einer Zwillingsschwangerschaft wird die Eihaut besonders untersucht zur Frage der Ein- oder Zweieiigkeit (Abb. 11).

Musterdiktat für Plazenta

Zur Untersuchung eingesandt wurde ein in Formalin eingelegtes Präparat bestehend aus Plazenta mit Nabelschnur und Eihäuten. Die Plazenta ist von ovaler Form, ihre Größe beträgt . . . . × . . . . × . . . . cm, das Gewicht . . . . g mit Eihäuten und Nabelschnur. Die fetale Oberfläche ist schiefergrau. Form und Verteilung der Blutgefäße erscheinen regelrecht. Die Eihaut über der kindlichen Oberfläche ist unauffällig. Sie zeigt unter dem Chorion gelegene netzartige Fibrinablagerungen.
Die Eihäute entspringen vom Rand und sind max. . . . . cm, minimal . . . . cm vom Rand entfernt eingerissen. Die Nabelschnur entspringt exzentrisch mit einem kleinsten Abstand vom Rand von . . . . cm. Der Nabelschnuranteil ist . . . . cm lang und hat einen Durchmesser von . . . . cm. Die Gefäßverhältnisse sind regelrecht. Der Randsinus ist vollständig erhalten und ohne Blutungen. Die mütterliche Oberfläche weist die übliche Anzahl von Cotyledonen auf. Auf den Querschnitten durch die Plazenta sieht man schwammiges, rötliches Parenchym ohne herdförmige Veränderung. Für die histologische Untersuchung wurden folgende Schnitte entnommen:
A: Nabelschnur, quer;
B: Insertionsbereich der Nabelschnur;
C: Eihäute;
D: Randsinus;
E: Plazenta.

Chromosomenuntersuchungen, ausgesuchte Aspekte

Die Pathologischen Institute können das Gesamtspektrum der in der klinischen Pathologie anfallenden Probleme und Fragestellungen bei weitem nicht abdecken. Dementsprechend übernehmen andere Institute und Laboratorien, aber z. T. auch die Klinik selbst, bestimmte Tätigkeitsbereiche. Neurologisches Untersuchungsgut wird z. B. oft an ein Speziallabor geschickt, klinische Laboruntersuchungen werden größtenteils im hauseigenen Labor durchgeführt.
Zu dem relativ fest umgrenzten Arbeitsfeld der Genetischen Bera-

tung gehört die Untersuchung der Chromosomen auf mögliche Aberrationen (z. B. Trisomie 21). Auch hier werden die Chromosomenanalysen, häufig in Verbindung mit einer genetischen Beratung, in Speziallaboratorien bzw. -instituten durchgeführt. Die Gewinnung des Untersuchungsgutes wird in der Klinik oder auch in Arztpraxen vorgenommen und wird, der klinischen Fragestellung entsprechend, unterschiedlich praktiziert. Eine Amniozentese ist bei einer fetalen, pränatalen Fragestellung indiziert (oft vom Kliniker vergessen: die Schwangere soll sich vor der Amniozentese einmal um die Längsachse drehen, da während der vorangegangenen Ultraschalldiagnose die Amnionzellen sedimentieren können). Die einfache Blutentnahme gilt als Methode der Wahl bei fast allen postnatalen Fragestellungen. Die Hauptindikation zur chromosomalen Untersuchung der fetalen Zellen nach Amniozentese stellt das Alter der Mutter (über 35 Jahre) dar, die Lymphozyten des Blutes werden vorwiegend bei auffälligen Neugeborenen oder Ehepaaren mit überdurchschnittlich hoher Abortrate untersucht. Weitere Details hinsichtlich der Indikationsstellung entnehme man *Schloot* (1981).

Eingesandtes Untersuchungsmaterial muß grundsätzlich vor jeder Untersuchung in Zellkulturen gehalten werden und hat dementsprechend das Untersuchungslabor frisch (nicht fixiert oder eingefroren) und schnell (innerhalb 24 Stunden) zu erreichen. Labortechnische Hinweise sind u. a. bei *Schwarzacher und Wolf* (1974) beschrieben.

Ein besonderes Problem stellt die Frage nach einem optimalen Untersuchungsverfahren von prä- oder paranatal verstorbenen Föten oder Neugeborenen dar. Es liegt im Ermessen des anfordernden Klinikers, ob ein Fötus in dem einen oder dem anderen Institut untersucht werden soll. Zweckmäßigerweise sollten im allgemeinen beide Institute an der Untersuchung des Materials beteiligt sein, zumindest sollten die Befundberichte ausgetauscht werden.

Die humangenetischen Institute legen besonderen Wert auf eine sorgfältige makroskopische, nicht nur äußerliche Begutachtung, insbesondere darauf, daß *photographische Aufnahmen* vom gesamten Föten, dem Kopf und Händen und Füßen angefertigt werden. Da häufig post abortivum bzw. post mortem eine Chromosomenanalyse indiziert ist, darf das Material auf keinen Fall fixiert oder eingefroren werden. Der ganze Fötus (mit Plazenta und Nabelschnur) wird am besten sofort in isotonischer Kochsalzlösung in ein humangenetisches

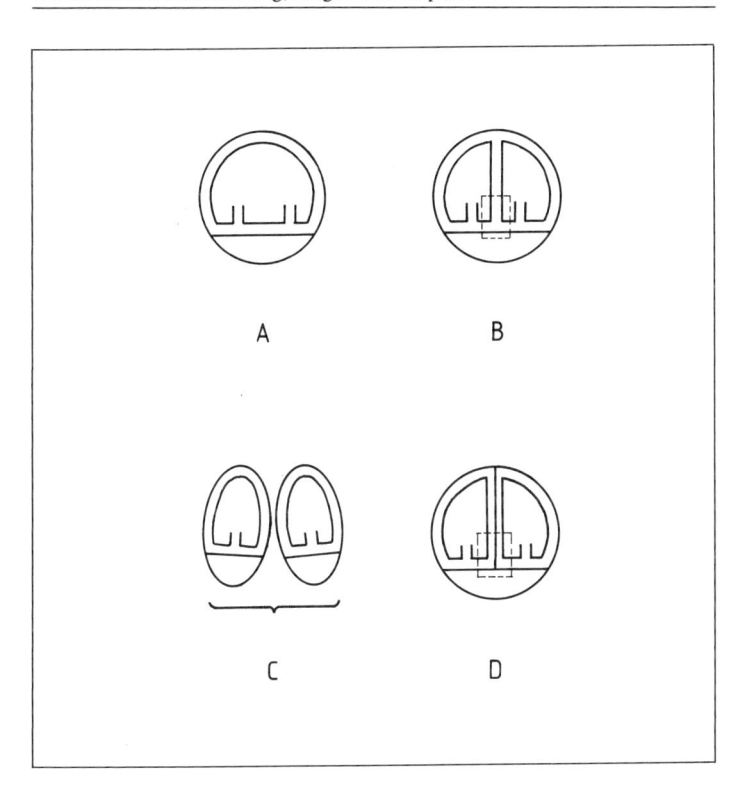

Abb. 11. Möglichkeiten der Ausgestaltung der Plazenten bei Zwillingen.
A Eine gemeinsame Plazenta und ein Amnion bei eineiigen Zwillingen;
B eine gemeinsame Plazenta und zwei Amnien bei eineiigen Zwillingen;
C getrennte Plazenten und getrennte Amnien bei zweieiigen Zwillingen;
D verschmolzene Plazenten und Amnien bei zweieiigen Zwillingen.

Labor geschickt. Dort wird aus dem Hautgewebe eine Zellkultur zur Chromosomenanalyse angelegt; unter besonderer Berücksichtigung humangenetischer Fragestellungen erfolgt daraufhin die makroskopische Begutachtung. Zur weiteren Abklärung und einer vielleicht notwendigen histologischen Differenzierung kann dann der Pathologe das inzwischen vorfixierte Material begutachten. Für eine optimale Begutachtung eines Falles ist hier also eine hohe Kooperationsbereitschaft aller 3 ärztlichen Stellen, des Klinikers, des Pathologen und des Genetikers Voraussetzung.
In Hinsicht auf die bestehende Mangelversorgung ist eine intensivere Tätigkeit auf dem Gebiet der Embryopathologie wünschenswert.

Haut

Jedes der Haut entnommene Gewebestück sollte der feingeweblichen Untersuchung zugeführt werden, insbesondere aber jeder Tumor. Auch bei Erfahrenen ist die Blickdiagnose mit einer beachtlichen Fehlerquote behaftet. Weitere *Indikationen* für die histologische Untersuchung von Hautproben sind folgende [nach *Wolff*]:
1. Bestätigung oder Ausschluß klin. Verdachtsdiagnosen;
2. bioptische diagnostische Sicherung vor schwerwiegenden therapeutischen Maßnahmen, insbesondere vor zytostatischer oder Röntgen-Therapie;
3. Bestätigung einer Tumorexzision im Gesunden;
4. Bestimmung von Stadium und Tiefenausdehnung eines Prozesses;
5. zur Verlaufskontrolle, Aufschluß über Progredienz der Erkrankung oder Effizierung der eingeschlagenen Therapie;
6. wissenschaftliche Fragestellungen;
7. zur Dokumentation.

Für den Pathologen sind zur exakten Beurteilung des Hautpräparates *detaillierte Informationen* über folgende klinische Befunde wichtig: Alter, Geschlecht des Patienten, Farbton der Haut, exakte Angabe über die Lage der entnommenen Hautbiopsie, ggf. lokale Vorbehandlung (Steroide, Bestrahlung).
Anamnese und Beschreibung der Hautveränderung, Diagnose und Fragestellung.
Bei der Auswahl der Exzisionsstelle werden folgende Kriterien be-

rücksichtigt: relevante Läsion, Stadium, Funktion, Ästhetik, Keloidneigung, Wundheilung. Das Gewebspräparat sollte eine repräsentative Stelle der evtl. generalisierten Hautveränderung, im allg. am besten eine Probe aus einer frischen Primäreffloreszenz enthalten. Ältere, zerkratzte, superinfizierte, verkrustete oder länger vorbehandelte Herde sind meist nicht brauchbar.
Welches ein repräsentativer Ausschnitt ist, hängt vom *Effloreszenztyp* ab: Bei vesikulobullösen Dermatiden ist eine frühe Läsion, nicht älter als 24–48 Stunden erwünscht. Das Vorhandensein intakter Epidermis auf einer frischen Blase ist ein wichtiges Kriterium für die Differentialdiagnose. Sind nur große Blasen vorhanden, sollte eine Stanzbiopsie oder besser eine Exzisionsbiopsie aus dem Randgebiet einer frischen Läsion, die auch normale Haut enthält, genommen werden. Ist die Hautkrankheit durch Läsionen charakterisiert, die simultan mehrere Stadien der Entwicklung durchlaufen, ist es wichtig, eine gut entwickelte Läsion, die nicht zu frisch und nicht zu alt ist, zu entnehmen. Sind Blasen verschiedener Stadien nebeneinander vorhanden, sind zahlreiche Proben aus verschiedenen Stadien informativ.
Bei Exanthemen mit der Tendenz zur kontinuierlichen Ausbreitung, die meist rundliche oder girlandenförmige Hauterscheinungen zeigen, eignen sich spindelförmige Exzisionen, die Anteile normaler Haut der aktiven Grenze und des Zentrums enthalten, am besten.
Hautbiopsien bei durch Atrophien oder Sklerosierung bedingten Hautveränderungen sollten möglichst die gesamte Dicke der Haut mit Anteilen des Unterhautfettgewebes sowie zu gleichen Teilen gesunde und erkrankte Bereiche enthalten.
Bei mit starkem Juckreiz einhergehenden Hauterkrankungen sollten Biopsien nicht aus dem Bereich von Exkoriationen gewonnen werden, da hier die Epidermis und Teile des Coriums fehlen.
Hautbiopsien können auf folgende Art und Weise gewonnen werden:
Kürettage mit dem scharfen Löffel;
Stanzbiopsie;
Rasierklingen-Flachschnitt;
elektrochirurgische Abtragung;
Exzisionsbiopsie.
Die erforderliche Größe und Tiefe der Biopsie hängt von der *Fragestellung* ab. Eine Stanzbiopsie von 3–4 mm Durchmesser reicht für

die Diagnose der meisten Läsionen aus, wenn sie die gesamte Dicke des Coriums und einen Teil des subkutanen Fettgewebes einschließt. Bei Effloreszenzen mit aktiven Randbezirken und bei atrophischen und sklerosierenden Veränderungen geben Exzisionen mehr Informationen. Exzisionsbiopsien haben spindelförmige, rhombenförmige oder bei größeren Tumoren hexagonale Gestalt (Abb. 12).
Wird eine Kürettage durchgeführt, erleichtern größere Gewebsstücke die korrekte Einbettung.
Die elektrochirurgische Abtragung ist von diesen Methoden für die histologische Begutachtung am wenigsten geeignet, da die Randgebiete des Gewebes durch den elektrischen Strom verkocht und nicht mehr beurteilbar sind.
Vor der Entnahme wird die dafür vorgesehene Hautstelle vorsichtig mit einem Alkoholtupfer gereinigt, ohne dabei Schuppen und Krusten zu lösen. Um auch von den tiefen Hautschichten genügend Gewebe zu haben, muß senkrecht und tief genug in die Haut eingeschnitten werden (Abb. 13). Nach der Exzision werden die gewonnenen Gewebsstücke sofort mit dem Corium nach unten auf Papier gelegt, um Einrollen zu verhindern.
Zu bedenken ist, daß Pinzettendruck, besonders die Verwendung von gezähnten Pinzetten, Artefakte hervorrufen kann.
Die Gewebsprobe sollte möglichst unmittelbar nach Entnahme in Fixierlösung eingebracht werden. Standard-Fixierungsmittel sind 10%ige gepufferte Formaldehydlösung und Bouinsche Lösung. (Besonders für Hodenbiopsien ist die Bounische Lösung zu empfehlen, eine Formalinfixierung ist hierbei ungeeignet. Siehe auch allgemeiner Teil.) Die *Menge der Fixierlösung* sollte etwa dem 20fachen des Präparatevolumens entsprechen. Die adäquate Fixierdauer hängt von der Dicke des Präparates ab. Fixierungsmittel dringen durch die intakte Epidermis nur schwer ein, aber leicht von der Dermis her. Die Entstehung des sogenannten Formalinpigments kann durch Verwendung einer über einen pH-Wert von 6 gepufferten Formalinlösung verhindert werden. Sind Fettfärbungen vorgesehen, sollte kein alkoholisches Fixierungsmittel verwendet werden.
Bei langsamem Gefrieren frisch in Formalin eingelegter Präparate bilden sich leere Vakuolen, die das Gewebe für die Diagnostik unbrauchbar machen. Wird ein Präparat, z. B. beim Transport, Frosttemperaturen ausgesetzt, so sollte es daher vorher mindestens 6

Haut

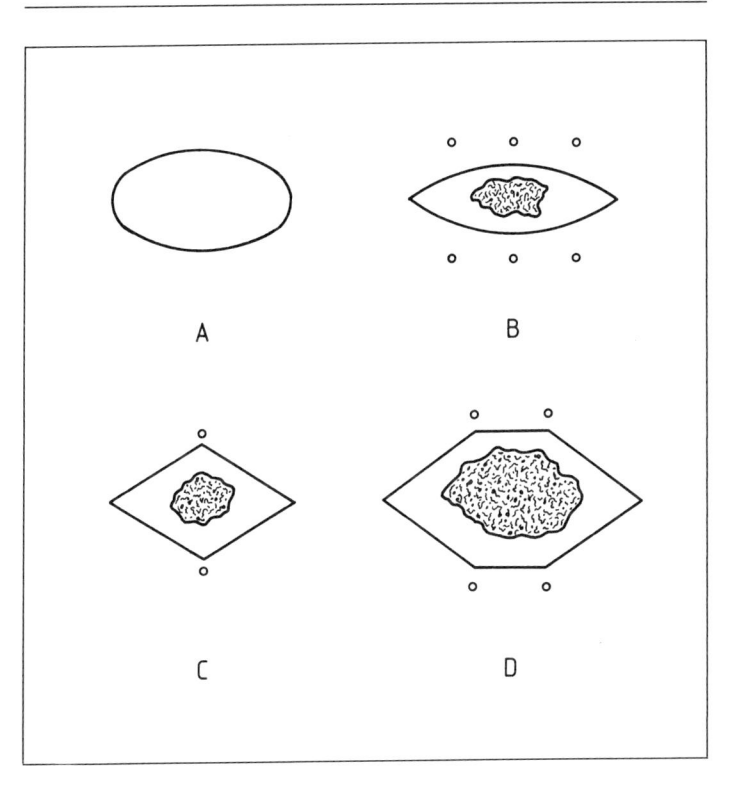

Abb. 12. Schnittführung bei Hautexzisionen.
A Unkorrekte Schnittführung, Wundränder schließen nicht;
B spindelförmige Exzisionsbiopsie;
C rhombenförmige Exzisionsbiopsie;
D hexagonale Exzisionsbiopsie.

Stunden lang in Formalin bei Raumtemperatur aufbewahrt werden oder es wird in eine alkoholische Fixierlösung eingelegt, z. B. 100 ml 40% Formalin und 900 ml 95% Alkohol.

Bei Eingang ins pathologische Labor wird das Präparat – wie im allgemeinen Teil ausgeführt – mit einer Nummer versehen. Vor der weiteren Verarbeitung erfolgt eine kurze makroskopische Beschreibung wie z. B. in Form einer Skizze oder eines Diktates mit Angabe von Maßen und Relation von Läsion zur Umgebung. Stanzbiopsien bis zu 4 mm Dicke und Exzisionspräparate bis 4 mm Breite werden als Ganzes eingebettet, größere Biopsien können zweigeteilt werden, um eine flache Oberfläche zum Einbetten zu haben. Große Exzisionen können in 3 mm dicke Streifen geschnitten werden. Um festzustellen, ob ein Tumor im Gesunden entfernt wurde, wird das Präparat in mehrere dünne Scheiben zerteilt, die Seite an Seite eingebettet

TNM-Klassifikation der malignen Haut-Tumoren ohne Melanom

Haut	
T1	≤ 2 cm
T2	> 2–5 cm
T3	< 5 cm
T4	Ausdehnung auf Knochen/Muskel
N1	Homolateral beweglich
N2[a]	Kontra- oder bilateral beweglich
N3	Fixiert
a	Entsprechend der Region

TNM-Klassifikation der malignen Hautmelanome

Melanom		
pT1	≤ 0,75 mm	Stufe II
pT2	> 0,75–1,5 mm	Stufe III
pT3	> 1,5–3 mm	Stufe IV
pT4	> 3 mm	Stufe V
N1	Regionäre Lymphknoten	
N4	Juxtaregionäre Lymphknoten	

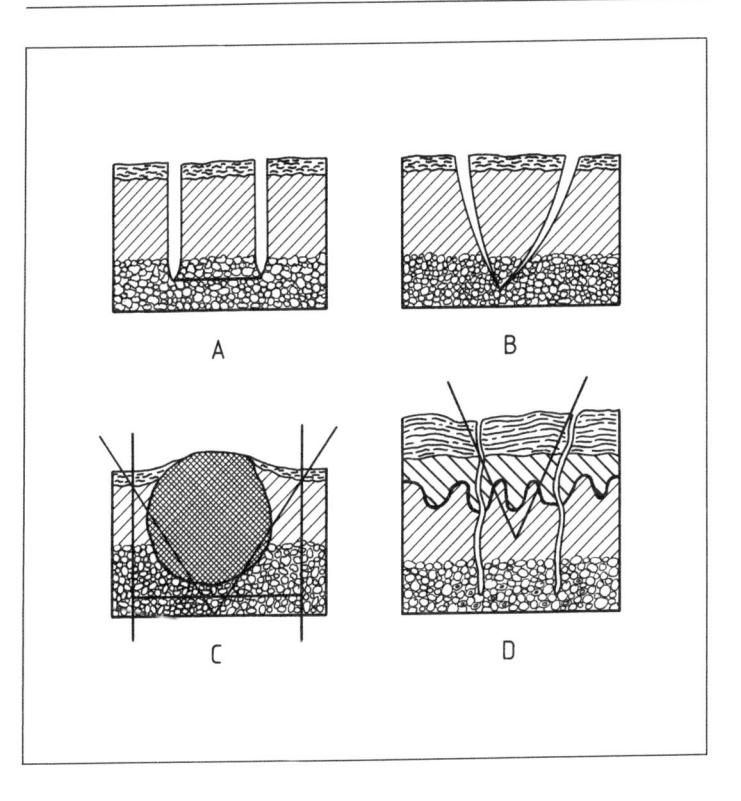

Abb. 13. Schema der richtigen und falschen Inzisionstechnik.
A Korrekte Schnitt-Technik: Senkrechtes Einschneiden bis ins subkutane Fettgewebe, Vervollständigung der Exzision durch horizontalen Schnitt mit Hilfe einer Schere;
B Unkorrekte Schnitt-Technik: Ungenügende Menge an tieferem Gewebe durch keilförmiges Einschneiden;
C Komplette und inkomplette Entfernung eines Tumors durch die obengenannten Schnitt-Techniken;
D Keilförmige Exzision bei dicker Haut (Handfläche, Fußsohle) erreicht oft nicht die Dermis
[Aus: Pinkus, H.: Cutis *20*: 609 (1977)].

werden (Abb. 14). Die chirurgischen Absetzungsränder können eingefärbt werden. Oft werden die Präparate zur Orientierung bezüglich ihres oberen und seitlichen Randes mit Fadenmarkierungen versehen.

HNO-Bereich

Präparate aus diesem Bereich sind meist in ihrer Morphologie und Beschaffenheit sehr irregulär. Eine Ausnahme stellen Präparate von Tonsillektomien dar, das Material wird hier nach allgemeinen Richtlinien begutachtet, für das Zuschneiden reichen Übersichtsschnitte. Tumorerkrankungen sind neben Tonsilitiden die häufigste Ursache für chirurgische Eingriffe in diesem Bereich. Irregulär erscheinende Präparate, wie z.B. Resektionen vom Mundboden, Hals, Rachen oder der Zunge bedürfen vor der makroskopischen Begutachtung einer genauen topographischen Orientierung. Es erfordert u.U. vom Untersucher einige Erfahrung, um z.B. Material einer *radikalen neck dissection* identifizieren zu können. Eine große Hilfe für den Pathologen sind daher genaueste klinische Angaben über die Entnahme, womöglich sollte der Kliniker das Material, unter besonderer Berücksichtigung der Absetzungsränder, mit *Fäden* oder verschiedenen Farben *markieren*.
Das meist unfixierte Untersuchungsgut wird am besten vor der makroskopischen Begutachtung 12–24 Stunden in neutral gepuffertes 10%iges Formalin gelegt. Knochenhaltige Präparate (z.B. Unterkiefer) müssen gegebenenfalls entkalkt werden (siehe unter «Knochen»).
Die makroskopische Begutachtung und das Zuschneiden von Untersuchungsmaterial aus dem Bereich Mund, Rachen, Zunge usw. erfolgt nach ähnlichen Prinzipien wie bei der radikalen neck dissection (siehe S. 62).
Operationspräparate des Kehlkopfes kommen gewöhnlich wegen eines Karzinoms zur histologischen Beurteilung. Der Pathologe schneidet das Präparat meist von hinten her auf. Die Lage des Tumors wird beschrieben nach Seite, Befall der vorderen oder hinteren Kommissur, des Stimmbandes, des Morgagniventrikels und des Taschenbandes sowie von Epiglottis und Vallecula epiglottica. Die Schnittfüh-

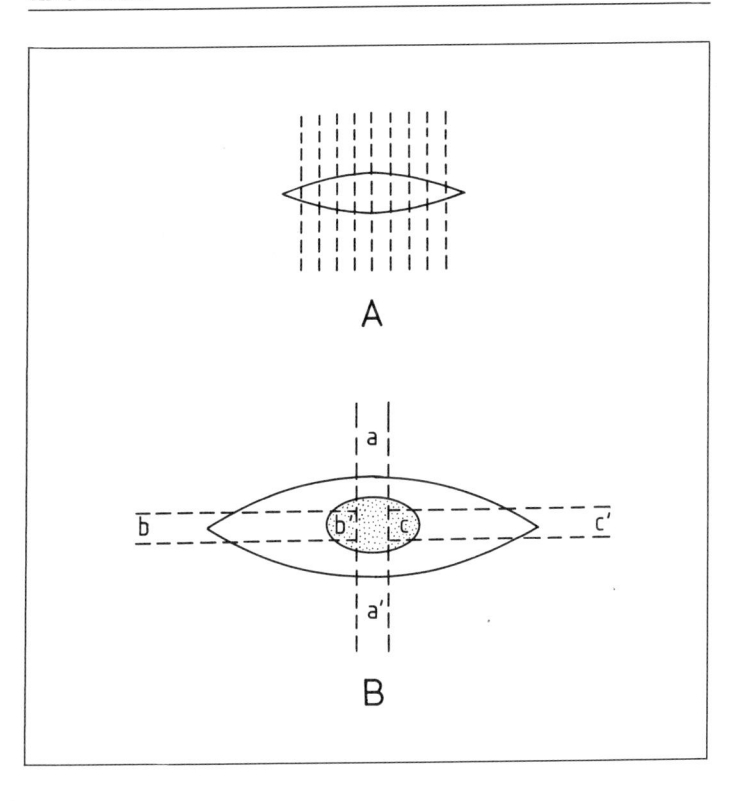

Abb. 14. Schnittführung bei Hautpräparaten im Zuschneidelabor. Beide Methoden (*A* und *B*) haben sich bewährt.

rung ist häufig erst nach Entkalkung größerer Präparate möglich. Die Schnitte sollten erfassen: Alle verdächtigen Anteile, beide Stimm- und Taschenbänder, die Epiglottis, oberen und unteren sowie vorderen und hinteren Absetzungsrand. Eine Methode zur Herstellung von Kehlkopfgroßserienschnitten geben *Meyer-Breiting und Meyer* (1977) an.

Das Material einer *radikalen neck dissection* kann von unterschiedlicher Zusammensetzung bzw. von unterschiedlichem Umfang sein. Es können bestimmte Teile des Unterkiefers, der Jugulargefäße (z. B. V. jugularis interna), der Speicheldrüsen (z. B. Gl. submandibularis), der Mm. sternocleidomastoideus sowie der Lymphknotenkette (submental, submandibulär, paraauricular, parathyreoidal, supraauriculär usw.) vorhanden sein. Als Orientierungspunkt dient im allgemeinen der M. sternocleidomastoideus, die V. jugularis interna sowie die Gl. submandibularis. Das Untersuchungsgut wird sodann (nach der Fixierung und evtl. Entkalkung), getrennt nach vorhandenen Organteilen, in üblicher Weise charakterisiert (gewogen, ausgemessen, palpiert usw.) und zugeschnitten. Beim Zuschneiden wird zweckmäßigerweise von peripher in die Tiefe gearbeitet, d. h. man wird mit der Präparation der oberflächlichen zervikalen Lymphknoten beginnen, dann folgt die Freilegung des M. sternocleidomastoideus, der tieferen Lymphknoten entlang der V. jugularis interna usw.

Von den *Absetzungsrändern* sollten repräsentative Schnitte für die histologische Begutachtung angefertigt werden, außerdem muß ein repräsentativer Anteil des pathologisch veränderten Gewebes (Tumorrandzonen nicht vergessen!) für die Histologie zugeschnitten werden. Schnitte vom gesunden oder nicht veränderten Gewebe brauchen nur orientierend vorgenommen zu werden, sie dienen (außerdem) als Übersicht und zur Verifizierung einer vermuteten Benignität im jeweiligen Gewebeabschnitt. Der Begutachtung und Charakterisierung von regionären Lymphknoten im Hals-Kopf-Bereich kommt eine besondere – je nach Fragestellung prognostische oder sogar therapeutische – Bedeutung zu (Abb. 15). Die Lymphknoten (-gruppen) sollten daher unbedingt nach dem Herausschneiden markiert, in getrennte Gefäße gegeben und dementsprechend sorgfältig aufgearbeitet werden (siehe unter «Lymphknoten»).

Vorhandene Gefäße werden aufgeschnitten und auf Thromben und Tumoren hin untersucht (im allgemeinen haften neoplastische zervi-

HNO-Bereich

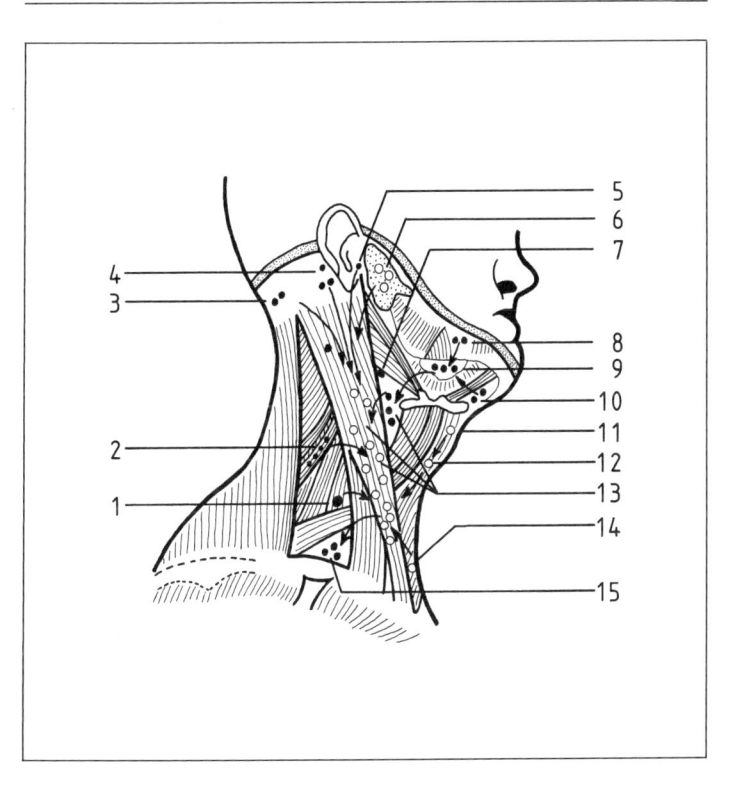

Abb. 15. Lymphknoten und Lymphflußrichtung im Hals-Kopf-Bereich.
1 Nd. jugulo omohyoideus;
2 Nervus accessorius;
3 Nodi lymph. occipitales;
4 Nodi lymph. retroauriculares;
5 Nodi lymph. parotidei superf.;
6 Nodi lymph. parotidei prof.;
7 Nd. jugulodigastricus;
8 Nodi lymph. mandibulares;
9 Nodi lymph. submandibulares;
10 Nodi lymph. submentales;
11 Nodi lymph. infrahyoidales;
12 Nodi lymph. thyroideae;
13 Nodi lymph. prof.;
14 Nodi lymph. tracheales;
15 Nd. supraclavicularis.

kale Lymphknotenmetastasen an der V. jugularis interna und den dazugehörigen Nerven) und Schnitte für die Histologie werden angefertigt.

TNM-Klassifikation: Mundhöhle, Oropharynx

T1	≤ 2 cm
T2	> 2–4 cm
T3	> 4 cm
T4	Befall von Knochen und Muskel usw.
N1	Homolateral beweglich
N2	Kontra- oder bilateral beweglich
N3	Fixiert

TNM-Klassifikation: Nasopharynx

T1	1 Bezirk/+ Probeexzision
T2	2 Bezirke
T3	Befall von Nase/Oropharynx
T4	Ausdehnung auf Schädelbasis/Hirnnervenbefall
N1–3	Wie oben

TNM-Klassifikation: Hypopharynx

T1	1 Bezirk
T2	Ausdehnung auf benachbarten Bezirk oder Region/keine Larynxfixation
T3	mit Larynxfixation
T4	Befall von Knochen, Hals, etc.
N1–3	Wie oben

Lunge

In der Pneumologie gibt es eine ganze Reihe von Untersuchungs- und Behandlungsverfahren, mit denen auch die klinische Pathologie konfrontiert wird. Präoperativ oder im Früherkennungsprogramm entnommenes Untersuchungsgut stellt verständlicherweise den größ-

ten Anteil dar, so aus der Zytologie z. B. die Sputumuntersuchung, die Bronchoskopie mit Gewebsentnahme, die transthorakale Feinnadelpunktion oder der Pleuraabstrich nach Thorakoskopie. Aus der Histologie stehen Verfahren wie z. B. die Zangenbiopsie während der Bronchoskopie, die Mediastinoskopie bis hin zur Probethorakotomie zur Verfügung. Das Untersuchungsmaterial erreicht meist schon fixiert das Pathologische Institut und wird dort entweder zytologisch oder histologisch aufgearbeitet, bei größeren Gewebsteilen auch noch zugeschnitten (dazu siehe unten). Dabei sollten die klinischen Fragestellungen sowie die klinischen Befunde besondere Beachtung finden, um gegebenenfalls wichtige Arbeitsmethoden (z. B. besondere Färbungen) oder, bei unfixiertem Material, Infektionsgefahren besser berücksichtigen zu können. Zur *Sputumzytologie* können mit 50%igem Alkohol beschickte Untersuchungsgefäße von den Pathologen angefordert werden.
Es werden vom Patienten jeweils Morgensputen von 2 Tagen in ein Gefäß entleert, so daß mit 3 Gefäßen die Morgensputen von 6 Tagen untersucht werden können.
Besonders wichtig dabei ist, daß wirklich das erste und *nur* das erste Morgensputum (kein Mundspeichel!) aufgefangen wird. Tagsüber gesammeltes Sputum läßt nur eine sehr geringe Ausbeute an pathologischen Zellen erwarten.
Hauptsächliche Indikation der meisten Eingriffe in der Pneumologie stellt der Verdacht auf Tumorerkrankungen dar, weitere wichtige Indikationen sind Bronchiektasen, Lungenabszesse und -infarkte.
Die Resektion einer Lunge oder von Lungensegmenten stellt so heute die Therapiemethode der Wahl beim (operablen) Bronchialkarzinom dar.
Schnellschnittuntersuchungen kommen gelegentlich zur Anwendung, um Lymphknotenbefall oder präoperativ nicht sicher verifizierbare Malignitätsdiagnosen noch intraoperativ abzuklären.
Vor der *makroskopischen* Untersuchung der resezierten Lunge (-nsegmente) sollten einige Hinweise beachtet werden. Da das Material oft frisch oder gefroren eingeschickt bzw. überbracht wird, muß erst einmal entschieden werden, ob frisch oder fixiert untersucht werden soll. Zur besseren Palpation, insbesondere bei Mitresektion der mediastinalen Lymphknoten kann eine Untersuchung am frischen Präparat von Vorteil sein (siehe dazu weiter unten). Bei makroskopi-

schem Verdacht auf Infektionskrankheiten, wie z. B. Tuberkulose oder Mykose, ist außerdem eine bakterielle Untersuchung (Speziallabor!) vor der Fixierung angezeigt. In diesem Fall ist besondere Vorsicht geboten und auf eine strenge Desinfektion zu achten. Ansonsten kann das resezierte Lungengewebe auch sofort fixiert werden, indem man bei Pneumektomie- oder Lobektomiepräparaten mit 10%igem Formaldehyd intrabronchial perfundiert und das ganze Material noch mindestens 48 Stunden in ein Fixierungsbad legt. Viele Pathologen legen besonderen Wert auf eine sehr lange Fixierungszeit von mehreren Wochen, um die Lunge dann anschließend wie ein Großhirn in Serie aufzuschneiden und zu lamellieren.

Grundsätzlich wird man sich vor der makroskopischen Begutachtung genauestens über die anatomischen Verhältnisse im klaren sein müssen. In der Regel wird auf dem Untersuchungsantrag angegeben, welcher Lungenteil oder welches Segment operiert wurde. Die Identifikation der rechten Lunge erfolgt mit Hilfe der beiden Lungenfissuren, der 3 Lobi sowie den 3 Lappenbronchien. Dementsprechend kann die linke Lunge identifiziert werden. Nachdem das Untersuchungsgut, wie üblich, ausgemessen worden ist, wird es auf dem Zuschneidetisch am besten so angeordnet, daß die Basis zum Untersucher hin, die Spitze vom Untersucher weg zeigt (Lungensegmente siehe Abb. 16).

Man beginnt mit der *Beschreibung* der äußeren Beschaffenheit, also der Pleura, den chirurgischen Absetzungsrändern sowie mitreseziertem Nachbargewebe (z. B. mediastinale Lymphknoten, Zwerchfell o. ä.). Die Pleura erscheint normalerweise glatt, glänzend und transparent. Das Lungenparenchym hat eine blaue bis rotgraue Farbe und weist als Charakteristikum das anthrakotische Pigment auf, das z. B. bei Tumorwachstum verdrängt sein kann. Es fühlt sich schwammig-elastisch an. Aberrationen werden gemessen und sorgfältig beschrieben. Eine befriedigende *Palpation* ist nur bei der Untersuchung frischen Materials möglich, sollte dann aber in jedem Falle praktiziert werden, um tiefe Tumorformationen, Lymphknoten sowie andere tastbare Strukturen erkennen zu lassen. Diesbezüglich hat sich das Hindurchgleitenlassen des Lungengewebes zwischen Daumen und den übrigen Fingerspitzen bewährt. Im folgenden wird zugeschnitten.

Dieser Arbeitsschritt wird durchaus nicht immer in der gleichen Wei-

Lunge 67

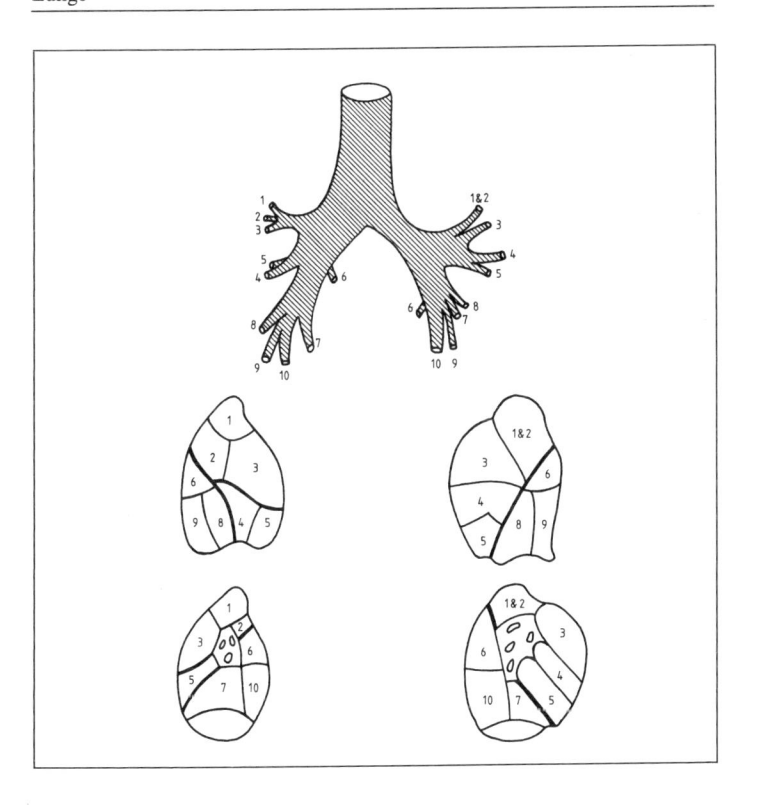

Abb. 16. Segmentbronchien und Segmente der rechten und linken Lunge. Ansicht der Lunge von ventral (oben) und von dorsal (unten).

se gehandhabt. Vielmehr ist auch hier die klinische *Fragestellung* von entscheidender Bedeutung. Bei Bronchiektasen oder Lungenemphysem sollte das Lumen der Bronchialäste soweit wie möglich aufgeschnitten werden. Dabei ist auf Wand- und Schleimhautbeschaffenheit, Verlauf, Inhalt, Dilatationen, Stenosen und Okklusionen zu achten. *Fazzini et al.* (1972) ziehen allerdings eine andere Schnittechnik bei o. g. Erkrankungen vor. Sie fertigen, unter weitgehender Vermeidung sonstiger Schnitte, von der Lungenbasis beginnend *sagittale Scheiben* (d = 0,5–1,0 cm) des Lungenmaterials an. Diese Methode erhalte die pulmonalen Strukturen am besten, das Parenchym sei besser zu studieren. In der Tat kann man Bronchien und Gefäße dabei im Querschnitt sehr gut untersuchen. Bei Verdacht auf Lungeninfarkt kann eine Darstellung des Gefäßsystems notwendig sein (die Pulmonararterien verlaufen zusammen mit den Bronchien, die Pulmonalvenen zwischen den Segmenten). Dabei werden die Gefäße eröffnet und es werden die allgemeine Beschaffenheit sowie Läsionen (Thromben, Thromboemboli, Gerinnsel: Unterschied!) beschrieben. Von den dargestellten Bronchien und Gefäßen sollten auch bei makroskopisch negativem Befund Übersichtsschnitte angefertigt werden. Bei Tumorbefall ist das Zuschneiden besonders differenziert zu gestalten. Es hat wenig Sinn, bei Vorliegen einer metastatisch veränderten Lunge die Bronchialäste freizulegen. *Ackerman und Rosai* (1974) praktizieren dementsprechend bei «multifokalen» Erkrankungen ein völliges Aufarbeiten des gesamten gehärteten Materials mit Hilfe eines *Schneideautomaten* (d = 2–3 mm). Bei Vorliegen oder Verdacht eines Bronchialkarzinoms werden die Bronchialäste «von oben» aufgeschnitten, die Schleimhaut beschrieben und besonderer Wert auf die Darstellung der Tumorränder gelegt. Ferner ist es möglich, peripher gelegene Tumoren von außen direkt aus dem Parenchym herauszuschneiden. Unabhängig von dem Typ des Lungentumors führt *Otto* (1980) nach ausführlicher Perfusion und Fixierung des Lungengewebes grundsätzlich Großschnitte durch, die fertig imprägniert dem Befundbericht als ein repräsentativer Querschnitt beigefügt werden.

Für die *Histologie* müssen einige Hinweise beachtet werden:

a) Evtl. vorhandene Hiluslymphknoten vor Beginn des Zuschneidens und unter Erhaltung des perinodalen Gewebes herausschneiden und einzeln histologisch aufarbeiten;

b) Tumoren bis ins gesunde Gewebe herausschneiden und auf Randzonen achten;
c) Schnitte von allen markanten chirurgischen Absetzungsrändern anfertigen, insbesondere von der möglichst nicht zerschnittenen Bronchusresektionsstelle;
d) Zum Vergleich auch vom nicht aberrierten Gewebe Übersichtsschnitte anfertigen.

Hermanek und Gall (1979) haben ausführlich das Zuschneiden der Lungentumoren dargestellt. Sie lamellieren den Tumor in 5–8 mm Abständen. Die so entstandenen Scheiben können dann gleich zur Einbettung verwendet werden. Die Autoren betten bei Tumoren bis 3 cm Durchmesser in 2 Blöcke ein, bei größeren Tumoren in 3–6 Blöcke ein; kleine, zentrale Tumoren sollten mit dem Bronchus bzw. der Bronchuswand eingebettet werden, um den makroskopischen Befund «Frühkrebs» besser verifizieren zu können.

TNM-Klassifikation: Lunge

TX1	Positive Zytologie
T1	≤ 3 cm / keine Invasion
T2	> 3 cm / Ausdehnung bis zum Hilus
T3	Starke Ausdehnung/Erguß/Atelektase
N1	Hiluslymphknotenmetastase
N2	Mediastinale Lymphknotenmetastase

Lymphknoten

Lymphknotenpräparate gelangen in sehr unterschiedlicher Form zum Untersuchungslabor. Die Lymphknoten können noch im umliegenden Gewebe eingebettet sein, werden aber auch einzeln eingeschickt; es können auch nur Teile von Lymphknoten, die bei bioptischen Eingriffen gewonnen worden sind, zur Untersuchung gelangen.

Die Präparate können frisch oder fixiert bearbeitet werden. Ein Vorteil der Präparation am frischen Untersuchungsmaterial besteht in der Möglichkeit, sogenannte «Abklatschpräparate» anfertigen zu können. Dabei wird die Schnittfläche eines Lymphknotens gegen einen Objektträger gedrückt und das luftgetrocknete Präparat nach Giemsa oder Wright gefärbt und anschließend mikroskopisch untersucht. Eine solche *zytologische Untersuchung* ist besonders bei Verdacht auf Lymphome und Leukämien angezeigt [*Ackermann und Rosai*, 1974]. Bei frischem Material besteht außerdem die Möglichkeit, gegebenenfalls im Fettgewebe versteckte Lymphknoten (vorsichtig!) zu palpieren und somit zu lokalisieren. Allerdings wird eine gute Darstellung der Lymphknoten auch nach Fixierung in Bouinscher Lösung erreicht. Sie heben sich dann von dem umliegenden gelblich erscheinenden Bindegewebe grau-weißlich ab.

Lymphknotenmaterial wird insbesondere bei Vorliegen maligner Tumoren, Hyperplasien unbekannter Genese und Verdacht auf Lymphome ins Pathologische Institut geschickt.

Die Kliniker sollten darauf achten, schon bei dem geringsten Verdacht auf eine Infektion einen kleinen Teil des Lymphknotenmaterials steril zu verpacken und eingefroren in ein Speziallabor zu senden. In Paraffinschnitten können *säurefeste Bakterien oder Pilze* trotz Spezialfärbungen oft nicht dargestellt werden [*Ackermann und Rosai*, 1974]. Ist das gesamte Untersuchungsgut erst einmal fixiert, muß auf eine evtl. wichtige bakteriologische Untersuchung verzichtet oder dem Patienten ein neuer Eingriff zugemutet werden.

Sollen die Lymphknoten nach *Mikrometastasen* durchsucht werden, müssen vor dem Zuschneiden besondere Hinweise beachtet werden. Das Untersuchungsmaterial ist in diesem Fall oft Teil eines ganzen «Paketes» (z. B. nach Mastektomie), das einer genauen topographischen Orientierung bedarf. Insbesondere muß nach den am weitesten distal gelegenen Lymphknoten gesucht werden, eine Markierung von seiten des Chirurgen wäre wünschenswert, um eine lymphogene Streuung der Krebszellen ausschließen zu können. Dabei beachte man unterschiedliche oder sich überschneidende Lymphabflußgebiete, aber auch deren z. T. unregelmäßigen Verlauf; ein vermeintlich distaler Lymphknoten könnte lymphodynamisch etwa zu den medialen gerechnet werden.

Fixiertes Material (z. B. Axillargewebe) wird eng lamelliert, damit keine Lymphknoten übersehen werden (d = 2–3 mm). In der Onkologie sollten grundsätzlich alle auffindbaren Lymphknoten histologisch untersucht werden. Sie können numeriert und sollten einzeln zugeschnitten werden.

Probleme gibt es heute bei der Diskussion um die Anzahl der Dünnschnitte. *Underwood* (1981) berichtet von Untersuchungen, die die Erfolgsquote, eine Mikrometastase (Durchmesser 1 mm) aufzufinden, bestimmen. Dabei wird deutlich, daß beim Zuschneiden der Lymphknoten Standard-Schnitte keinesfalls ausreichen, um mit 100%iger Sicherheit einen *Metastasenbefall* auszuschließen. Der Pathologe steht hier vor den Grenzen des Routinebetriebes, denn eine völlige Aufarbeitung der z.T. bis zu 30 Lymphknoten ist mit einem ungeheuren Zeitaufwand verbunden. *Hermanek und Gall* (1979) differenzieren dementsprechend zwischen einer Zuschneidemethodik, die sich einmal «nur» die prognostische Bedeutung des Lymphknotenbefundes und ein anderes Mal auch die therapeutische Einflußnahme des Lymphknotenbefundes als Grundlage setzt. Ist letzteres der Fall, muß sich der Pathologe die Zeit nehmen und das gesamte Material, das vorher am Mikrotom in 500-µm-Schritten aufgearbeitet worden ist, histologisch begutachten. Lymphknoten mit größeren Durchmessern sollen in 5–9 mm dicken Scheiben zerlegt und dann in gleicher Weise in Stufenschnitten aufgearbeitet werden. Bei ausschließlich prognostischer Bedeutung des Lymphknotenbefundes wird, so *Hermanek und Gall* (1979), folgendermaßen vorgegangen: «Lymphknoten, deren kleinster Durchmesser 5 mm nicht überschreitet, werden zur Gänze eingebettet und so angeschnitten, daß die Schnittrichtung parallel der Längsachse des Lymphknotens liegt. Nach Anschneiden und Verwerfen des ersten Drittels wird ein Schnitt angefertigt und gefärbt. Lymphknoten mit größerem Durchmesser werden in 5–9 mm dicke Scheiben zerlegt und dann in gleicher Weise bearbeitet».

Beim Verdacht auf ein *malignes Lymphom* sollte ein Teil des fixierten Lymphknotens als *Frischmaterial* erhalten und *asserviert* werden. Dieser Teil könnte dann gegebenenfalls an ein zentrales Lymphknotenregister vom örtlichen Pathologen geschickt werden.

Ösophagus

Operationspräparate erreichen die Pathologie meist wegen eines Karzinoms, oft auch am Übergang zum Magen gelegen. Die Resektion des Tumors wird mit intrathorakaler Anastomose oder mit sub-

totaler Ösophagektomie durch stumpfe Dissektion und zervikaler Ösophagogastrostomie durchgeführt.
Für den Chirurgen und Pathologen ist entscheidend, daß der proximale Resektionsrand sehr weit im Gesunden liegt, da der intraoperative Schnellschnitt meist Sicherheit vortäuscht und bereits eine fortgeschrittene intramurale lymphogene Metastasierung besteht. Die Ösophagektomie geht noch immer mit einer sehr hohen Letalität einher (lange Operationszeit, große Wundfläche).

Magen

Das vom Magen stammende Untersuchungsmaterial unterscheidet sich voneinander stark in Größe, Zustand und Vorbehandlung. Es kann fixiert, frisch oder gefroren das Pathologische Institut erreichen. Histologische Untersuchungen werden vom total oder partiell resezierten Magen sowie von bioptisch gewonnenem Material beantragt; außerdem werden zytologische Untersuchungen praktiziert. Der Modus der Gewebeentnahme und die weitere Bearbeitung im Labor werden weitgehend von der klinischen Fragestellung bestimmt.
Eine *Zytodiagnostik* des Magens wird «nur» als Screening-Methode zur Früherkennung von Läsionen im epithelialen Magenbereich indiziert sein. *Sinn und Heinkel* (1980) bestimmen die allgemeine pathodiagnostische Treffsicherheit dieser Methode mit bis zu über 90%. Sie weisen dabei insbesondere auf die hohe Aussagekraft der Zytologie beim malignen Lymphom im Magen hin.
Das zytologische Material wird bei Gastroskopien gewonnen; dabei kann eine Spülung mit Ringer-Lösung, eine Abschilferungsprovokation mit schleimlösenden Substanzen oder ein Bürstenabstrich Anwendung finden [*Ackermann und Rosai*, 1974]. Anläßlich einer Gastroskopie werden je nach Fragestellung Schleimhautproben aus Ösophagus und Duodenum zusätzlich entnommen und getrennt fixiert an die Pathologie weitergeleitet.
Die *Magenbiopsie* gehört, wie auch die Zytologie, vorwiegend in den präoperativen Bereich der Gastrodiagnostik. In das Indikationsspektrum dieser Methode gehören neben der Absicherung eines Magen-(früh)-Karzinoms u. a. die histologische Begutachtung von Gastriti-

Magen

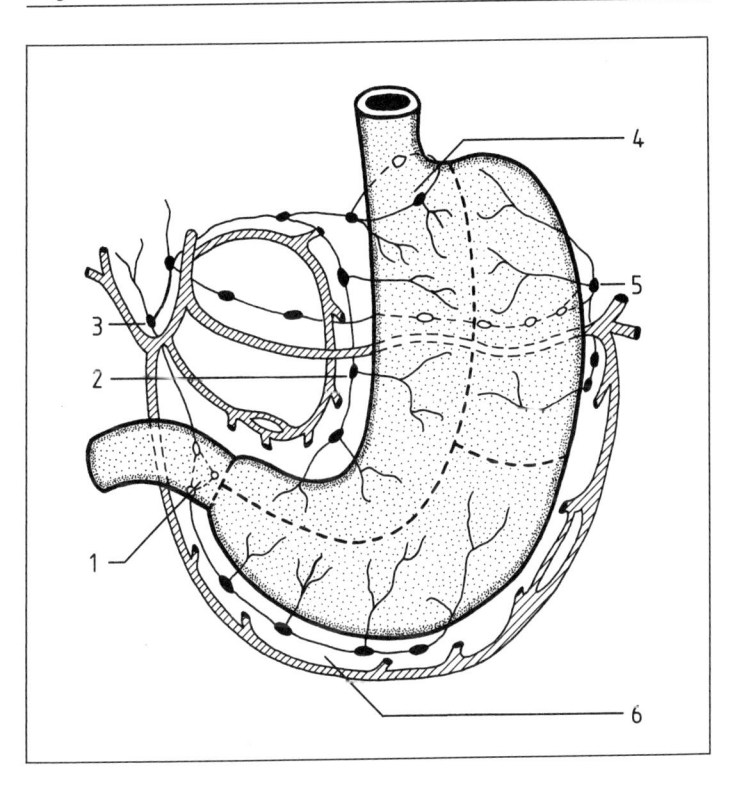

Abb. 17. Lymphbahnen des Magens.
1 Nodi lymph. pylorici;
2 Nodi lymph. gastrici dextri et sinistri;
3 Nodi lymph. coeliaci;
4 Kardiale Lymphknotengruppe;
5 Pankreatico-lienale Lymphknotengruppe;
6 Nodi lymph. gastroepiploici dextri.

den, Polypen, malignen Lymphomen und Hämochromatosen. Zytologie und vorwiegend Biopsie bestimmen in hohem Maße das weitere therapeutische Vorgehen, die Verantwortung einer eventuellen Magen(teil-)resektion wird auf den Pathologen übertragen. «Trotzdem», so *Heinkel* (1980), trägt der gastroskopierende Arzt die Verantwortung, denn er entscheidet, wo er Material entnimmt. Nur einen Millimeter neben einem Karzinomherd erhält man eine falsche, negative Diagnose. Die «multiple Biopsie» entsprechend der Schrotschußtechnik – mindestens 6 Biopsien werden aus einer Ulzeration entnommen – belegt die Schwierigkeit, makroskopisch die verdächtigen Areale zu identifizieren.»

Ackermann und Rosai (1974) verweisen auf die Möglichkeiten des intraoperativen *Schnellschnittverfahrens*. Folgende 2 Anwendungsschwerpunkte werden genannt:

a) Operation nach perforierten Magengeschwüren bei älteren Personen zur Identifizierung eines möglichen Karzinoms;

b) intraoperative Charakterisierung von Lymphknoten (Metastasen) der Magenabflußgebiete zur operativen Abgrenzung einer Resektion.

Der Magen hat 4 Hauptlymphabflußgebiete [*Hermanek und Gall*, 1979], die bei Lymphknotenuntersuchungen mit berücksichtigt werden müssen. Beim Zuschneiden eines resezierten Magens oder Magenteils sollten die Lymphknoten deshalb – nach Lymphabflußgebieten zugeordnet – in getrennte Behälter gegeben werden (Abb. 17).

Zu Beginn des Zuschneidens *größerer Magenpräparate* wird der Pathologe die genaue Topographie bestimmen. Dieses kann bei vorfixiertem, also «gehärtetem» Material schwierig sein, da ein Ausbreiten und «Aufspannen» des Magenpräparates dann nicht mehr möglich ist. Deshalb sollten Resektate gefroren oder, wenn möglich, per Eilboten frisch ins Pathologische Institut geschickt werden. Ein weiterer Nachteil vorfixierter Magenresektate ist die Unmöglichkeit der Palpation, so daß okkulte Läsionen evtl. nicht aufgefunden werden können.

Zur Verhinderung der Autolyse wird das frische Präparat am besten in einer Schale mit Fixierungsflüssigkeit zugeschnitten. Bleibt die Palpation ohne Befund, wird der Magen entlang der großen Kurvatur eröffnet. Daraufhin werden eventuelle Läsionen oder Tumoren beschrieben, und diagnostisch hochwertige Teile zugeschnitten bzw.

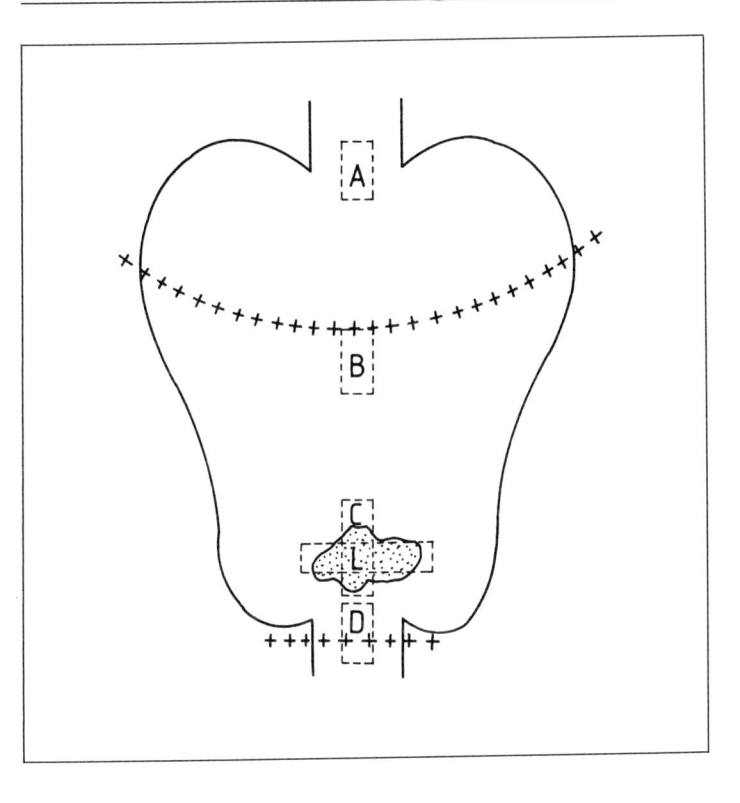

Abb. 18. An der großen Kurvatur eröffnetes Magenpräparat.
+   Absetzungsränder bei der ⅔ Magenoperation;
L   Läsion;
A–D übliche Standardschnitte für den Pathologen.

ausgeschnitten (Abb. 18). Dabei wird insbesondere die Größe der Läsion(en), ihre Anzahl, Lage, Konsistenz und das Randgebiet makroskopisch befundet. Beim Ulkus muß dessen Boden näher untersucht (z. B. palpiert) werden, die Serosa kann im Bereich des Ulkus auffällig gefaltet sein. Bei der histologischen Ulkus-Begutachtung sind Probenentnahmen von

A Ulkus präpylorisch,
B oberer Absetzungsrand,
C unterer Absetzungsrand,
D Netzfettgewebe mit Lymphknoten
angezeigt.

Allgemein kann die Angabe einer eventuellen Blutungsquelle von Wichtigkeit sein.

TNM-Klassifikation: Magen

T1/pT1	Nur Mucosa oder Submucosa
T2	Tiefeninfiltration < ½ Region
pT2	Invasion bis zur Serosa
T3	Tiefeninfiltration > ½ Region
pT3	Invasion der Serosa
T4/pT4	Ausdehnung außerhalb Magen
N1/2	Regionäre (operable) Lymphknoten

Darm

Darmteilresektionen und enterologische Biopsien prägen hier das Bild des zu begutachtenden Gewebes. Im Gegensatz zu Untersuchungen im Magen- und Ösophagusbereich spielen in diesem Teil des Gastrointestinaltraktes zytologische Methoden kaum eine Rolle.

Die Indikationen für Biopsien oder Operationen am Darmtrakt sind sehr unterschiedlich und stehen in Bezug zum jeweiligen Darmabschnitt. Muskuläre Hohlorgane wie der Darm sollten vor der (längsseitigen) Eröffnung der Lichtung mit Inhalt gewogen werden, anschließend wird der Darmabschnitt mit Hilfe eines sanften Wasserstrahles gereinigt und nochmals gewogen, so erhält man das Gewicht des Darminhalts. Nach dem Ausmessen erfolgt, wie üblich, die makroskopische Begutachtung und das Zuschneiden.

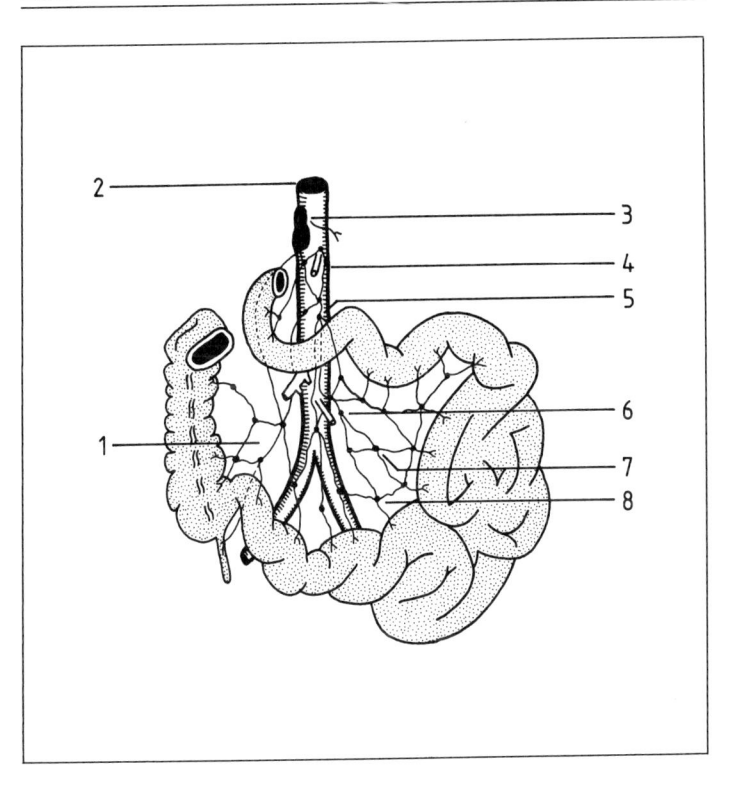

Abb. 19. Lymphabflußbahnen im Dünndarmbereich.
1 Nodi lymph. ileocolici;
2 Ductus thoracicus;
3 Cisterna chyli;
4 Truncus intestinalis;
5 Lymphknotengruppe der A. mesenteria sup.;
6, 7, 8 Nodi lymph. mesenterici superiores;

Dünndarm

Dünndarmpräparate gelangen nur selten zur pathologischen Untersuchung. Das Untersuchungsgut wird nach ähnlichen Prinzipien behandelt wie Kolonpräparate (siehe dort). Als Indikationen zur Gewebsentnahme werden u. a. Divertikel, Geschwüre, Entzündungen, Hamartome der Brunnerschen Drüsen sowie Durchblutungsstörungen angegeben. Gelangen hämorrhagisch infarzierte Anteile des Dünndarms zur Untersuchung, ist es besonders wichtig, die Absetzungsränder im Gesunden sowohl makroskopisch als auch mikroskopisch zu begutachten. Zur Darstellung der Lymphabflußbahnen siehe Abbildung 19.

Kolon

Typische Erkrankungen des Kolon stellen die Divertikulose, die Colitis ulcerosa, M. Crohn und immer wieder der Tumorbefall dar. Alle diese Erkrankungen bedürfen einer diagnostischen Absicherung durch eine endoskopische Biopsie. Als therapeutisches Mittel der Wahl gilt oft die partielle oder totale Kolektomie. Diese «großen» Präparate werden üblicherweise unfixiert (Vorteil: bessere Palpation, Nachteil: Gefahr der Autolyse) in das Untersuchungslabor geschickt. *Bioptisch* gewonnenes Material wird im Gegensatz dazu schon fixiert eingeschickt, der Pathologe hat die Fragmente nach üblichen Gesichtspunkten zu charakterisieren und arbeitet sie in *Stufenschnitten* auf. Größere Fragmente müssen noch derart zugeschnitten werden, daß sich auf einem Objektträger ein Querschnitt der gesamten Darmwand darstellen läßt. Bei der makroskopischen Begutachtung der *«großen» Kolonpräparate* muß zunächst sorgfältig die äußere Beschaffenheit (Serosa!) des Darmabschnittes beschrieben werden. Dazu gehört auch die Beschreibung eventuell anhängenden Mesokolons. Insbesondere ist auf Lymphknoten zu achten, sie werden lokalisiert, herausgeschnitten und je nach klinischer Fragestellung mehr oder weniger gründlich aufgearbeitet. Beim Aufschneiden des Darmes sollte man Verhärtungen, Tumoren oder Geschwüre schonen, um später einen besseren Eindruck der Alterationen bekommen zu können. Vor der genauen Beschreibung der Schleimhaut sowie deren

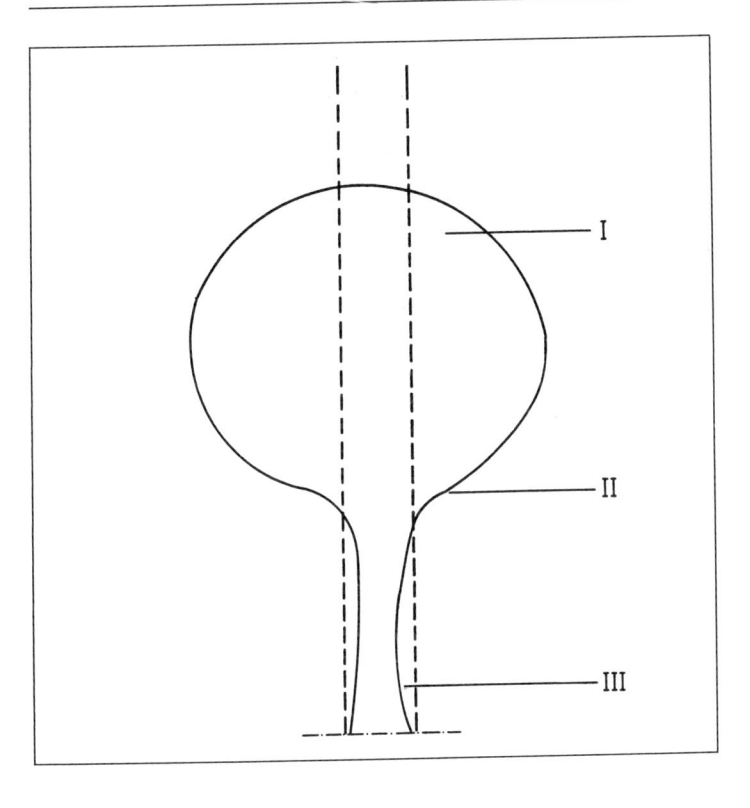

Abb. 20. Schnittführung (gestrichelte Linie) beim Zuschneiden eines Polypen
I Körper;
II Basis;
III Stiel.

Läsionen muß noch der Kot begutachtet und ausgewaschen werden (siehe oben). Im folgenden sind einige wichtige Befunde mit Hinweisen für die makroskopische Begutachtung aufgeführt:

Befund	Zu berücksichtigende Parameter bei der makroskopischen Begutachtung
Polypen	Abtragung am Stiel mit der Schlinge, Anzahl, Lage, Größe, Beschaffenheit, Randzone, an «Bröckeln» von Polypen keine endgültige Beurteilung möglich. Schnitte: Siehe Abb. 20
Geschwüre (z. B. bei Colitis ulcerosa)	Anzahl, Charakteristik, Ausdehnung, Palpationsbefund, Absetzungsränder, Blutungshinweis, Reepithelialisierung Schnittführung beim Zuschneiden eines Darmgeschwürs: I : Ulkusgrund II : Ulkusränder III : Querschnitt
Maligne Tumoren	Umfang des Darmes, Tumormanschette (Ausdehnung), Tiefenwachstum?! Wachstumsrichtung, Darmperforation, allg. Charakteristik, Absetzungsränder. Serosa und umgebendes Gewebe, z. B. Meso, Lymphknoten (Abb. 21). Schnitte: Absetzungsränder, Lymphknoten, 1 Querschnitt bei größtem Tiefenwachstum, Tumorränder; nur orientierend!
Divertikel	Allg. Charakteristik, Darmperforation? Meso entzündet? Schnitte: Nur orientierend durch entzündete und nicht entzündete Divertikel, evtl. durch Perforationsstelle, Übersichtsschnitt durch das umliegende entzündete Gewebe
Gewebefragmente nach Anus praeter naturalis-OP	Allg. Charakteristik Schnitte: Nur orientierende Schnitte. Insbesondere durch die Haut-Schleimhaut-Grenze

Wegen der zunehmenden Häufigkeit des kolorektalen Karzinoms und den besseren diagnostischen und therapeutischen Möglichkeiten in den entwickelten Ländern haben die bioptischen und Operationspräparate eine besondere Bedeutung gewonnen. Deshalb seien hier noch einige Leitsätze angemerkt:

Kolon

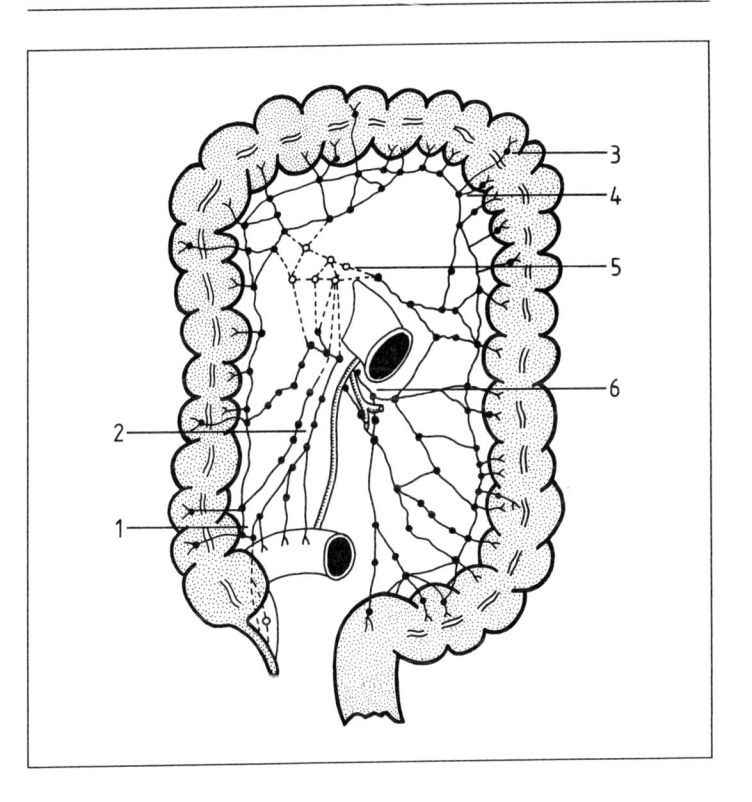

Abb. 21. Lymphabflußbahnen im Dickdarmbereich.
1 Ileocoecale Lymphknotengruppe;
2 Nodi lymph. ileocolici;
3 Nodi lymph. epicolici;
4 Nodi lymph. colici sinistri;
5 Nodi lymph. colici medii;
6 Nodi lymph. mesenterici inferiores.

Die Rektoskopie gehört heute zur allgemeinärztlichen Untersuchung zur Früherkennung von Tumoren.

Polypen (Adenome) müssen rektoskopisch bzw. koloskopisch abgetragen werden und vollständig (nicht in Bröckeln!) an den Pathologen geschickt werden.

Patienten mit der Neigung, kolorektale Adenome zu bilden, müssen lebenslang in Überwachung bleiben wegen der Gefahr einer Karzinomentstehung.

Entsprechend der Gefäßversorgung erfolgt die Resektion der mit einem Karzinom befallenen Darmabschnitte. Beim Coecum- und Colon-ascendens-Karzinom die Hemikolektomie rechts mit den Absetzungsrändern des terminalen Ileums und dem rechten Colon transversum (Arteria colica dextra). Das Colon transversum kann für sich reseziert werden (Arteria colica media).

Die Hemikolektomie links, die Sigmaresektion für sich, die Resektion von Sigma und Rektum und die nur mit einem Anus praeter mögliche Rektum/Sigmaexstirpation bei tiefem Rektumkarzinom und Analkarzinom sind die weiteren größeren Operationen.

Wegen der Lebensqualität sollte im Interesse des Patienten, wenn möglich, eine Resektion des Darmes mit End-zu-End-Anastomose und die Vermeidung eines Anus praeter angestrebt werden (Prof. Dr. med. H. Richter, Chefarzt der Chirurg. Klinik der Ev. Diakonissenanstalt Bremen, Leiter der Projektgruppe gastrointestinale Tumoren im Tumorzentrum Bremen).

Das Kolonkarzinom wächst zirkulär in den Lymphbahnen als Manschette und in die Tiefe der Darmwand.

Ein seitliches intramurales Wachstum von max. 2 cm kann auftreten. Deshalb sollte die Darmresektion mindestens 3 cm, möglichst 5 cm seitlich im Gesunden erfolgen.

Bei der Rektumresektion (mit erhaltener Darmkontinenz) eines tiefsitzenden Karzinoms sollte eine Manschette von 3 bis 4 cm oberhalb der Linie der Analklappen vorhanden sein (auch Linea dentata oder mukokutane Linie genannt – sie entspricht der Analmembran des Foeten). In diesem Darmabschnitt ist es für den Chirurgen bei Beckenenge (insbesondere bei Männern) sehr schwierig, die Anastomose zu nähen.

Sollte ein vermehrtes Tiefenwachstum bestehen, besonders bereits in die Paraproktien, bleibt häufig nur die Darmamputation (Exstirpation) mit Anus praeter. Zur Vermeidung des Anus praeter kann auch in solchen Fällen durch eine Vorbestrahlung des Tumors noch eine Resektion angestrebt werden.

Der Chirurg setzt am Beginn einer Kolonoperation zur Vermeidung der Tumorpropagation Gefäßligaturen und etwa 6 cm vom tumorösen Prozeß entfernt jeweils einen Lumenverschluß. Diese Ligaturen löst der Pathologe bei der makroskopischen Begutachtung und hat gleichzeitig einen Hinweis für den Gefäßverlauf, um die in Gefäßnähe liegenden Lymphknoten verfolgen zu können und um eine Aussage machen zu können über eine mögliche Krebsmetastasierung in die tumornahen Lymphknoten und die tumorfernen Lymphknoten am größeren arteriellen Gefäß gelegen (sog. Lymphknoten der zweiten Kette). Diese Aussage ist wichtig bei der Stadieneinteilung der kolorektalen Karzinome nach Dukes (C 1 Metastasen in den regionären Lymphknoten der ersten Station; C 2 Lymphknotenmetastasen der zweiten Station).

Die *Lymphbahnen* verlaufen im Rektum und Kolon immer nach zentral mit Ausnahme des Abschnittes im Analkanal bis 4 cm oberhalb der Analklappen (Linea dentata). Eine Markierung des Grenzlymphknotens an der Abtragung der versorgenden Arterie erleichtert die Orientierung für den Pathologen. Dieser Grenzlymphknoten könnte gesondert untersucht werden und damit eine gewisse prognostische Aussage getroffen werden.

Beim «Block» eines Lymphknotens kann der Lymphbahnenfluß auch einmal entgegengesetzt sein.

Die generelle Ausnahme stellt das Analkarzinom dar. Hier kann es sehr schnell zur hämatogenen Metastasierung in die Leber kommen.

Regionäre Lymphknoten im Analkanal sind die perirektalen Lymphknoten und die Lymphknoten distal der Abzweigung der Arteria mesenterica inferior.

Regionäre Lymphknoten des Anus sind die inguinalen Lymphknoten.

Der wegen eines kolorektalen Karzinoms operierte Patient gehört in eine lückenlose *Nachsorgeambulanz*. Aus dem Anastomosenabschnitt werden dann bioptische Proben bei den Kontrolluntersuchungen entnommen. Karzinome von G 1–2 in Adenomen werden lokal im Gesunden abgetragen und die Patienten engmaschig kontrolliert.

TNM-Klassifikation: Kolon und Rektum

T1/pT1	Nur Mukosa oder Submukosa
T2/pT2	Muscularis oder Serosa
T3a/pT3a	Ausdehnung auf benachbarte Strukturen/ohne Fistelbildung
T3b/pT3b	Mit Fistelbildung
T4/pT4	Ausdehnung über benachbarte Strukturen hinaus
N1	Regionäre Lymphknoten
N4	Juxta-regionäre Lymphknoten

Appendix

Die Appendizitis ist die häufigste Indikation für die Appendektomie. Eine Appendix kann auch als Bestandteil einer seltenen Ileokolektomie zur Untersuchung gelangen. Grundsätzlich sollte bei der makroskopischen Begutachtung Größe, Breite und Länge ausgemessen und neben einigen Querschnitten auch ein Längsschnitt von der Spitze für die histologische Untersuchung angefertigt werden (Abb. 22). Der Inhalt der Appendix wird sorgfältig untersucht und beschrieben (Achtung: Mögliche Karzinoide!).

Analregion (Abb. 23 und 24)

Die Besonderheiten des Analkarzinoms wurden im Kolonkapitel besprochen. Embryologische Defekte, Analfissuren, -geschwüre und -fisteln sowie Hämorrhoiden stellen Hauptindikationen für chirurgische Eingriffe am Analbereich dar (Anus praeter naturalis: siehe unter Kolon). Das Untersuchungsgut wird beschrieben und aufgearbeitet wie kolorektale Präparate (siehe unter Kolon). Entsprechend der anatomischen Verhältnisse ist die TNM-Klassifikation im Analbereich allerdings folgendermaßen modifiziert:

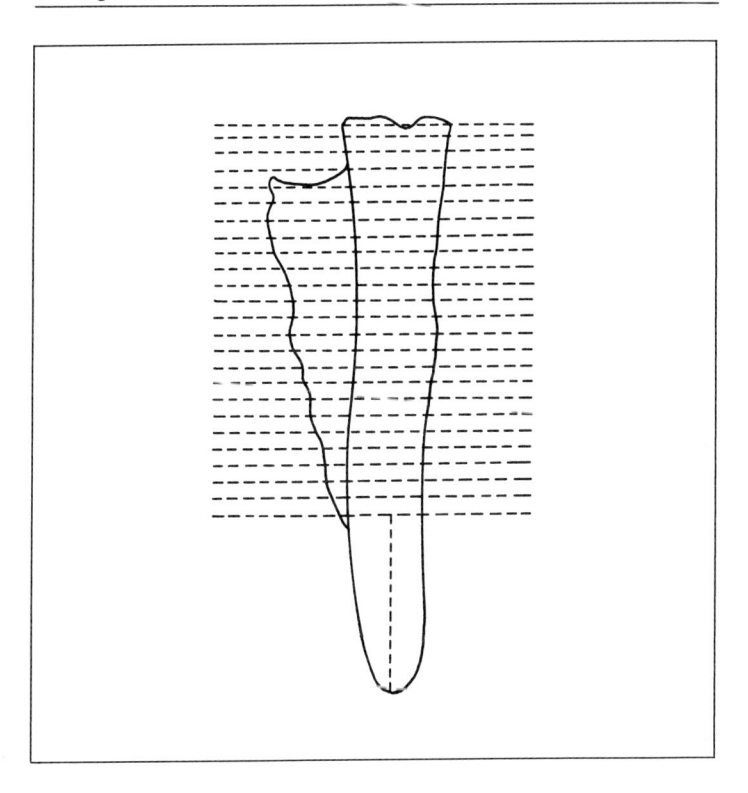

Abb. 22. Schnittführung bei Präparaten der Appendix vermiformis.

TNM-Klassifikation: Analkanal

T1	⅓ des Gesamtumfangs oder der Länge/ohne Infiltration des äußeren Schließmuskels
T2	⅓ des Gesamtumfangs oder der Länge/mit Infiltration des äußeren Schließmuskels
T3	Ausdehnung auf Rektum / Haut
T4	Ausdehnung auf benachbarte Strukturen
TN1	Befall der regionären Lymphknoten

TNM-Klassifikation: Anus

T1	≤ 2 cm / oberflächlich
T2	>2–5 cm / minimale Infiltration
T3	>5 cm / tiefe Infiltration
T4	Ausdehnung auf Muskel/Knochen
N1	Unilateral/beweglich
N2	Bilateral/beweglich
N3	Fixiert

Niere und ableitende Harnwege

Gelegentlich geben *zytologische Urinuntersuchungen* schon Hinweise auf gewisse Nierenerkrankungen. Material hierfür liefern Spontanurin oder Spülflüssigkeit der Harnblasen- und Ureterspülung.
Nierenpunktionen werden zur Diagnose diffuser Nierenerkrankungen durchgeführt. Die Punktionszylinder sollten möglichst in üblicher Fixierung an ein auf Nierenerkrankungen spezialisiertes Pathologisches Institut geschickt werden (Kunststoffeinbettung, Semidünnschnitte, Elmi.).
Nephrektomien werden bei durch chronische und nekrotisierende Entzündungen zerstörten Nieren, bei Karzinom und bei einseitiger Erkrankung der Nierenarterien mit schwerer renaler Hypertension durchgeführt. Bei Karzinomen werden möglichst die regionären Lymphknoten mitentfernt. Ureteronephrektomien kommen bei Tbc, bei funktionslosen Doppelnieren, bei Nierenbecken- und Harnleitertumoren in Betracht.
Die Präparate werden gewöhnlich frisch oder fixiert eingesandt, gele-

Niere und ableitende Harnwege

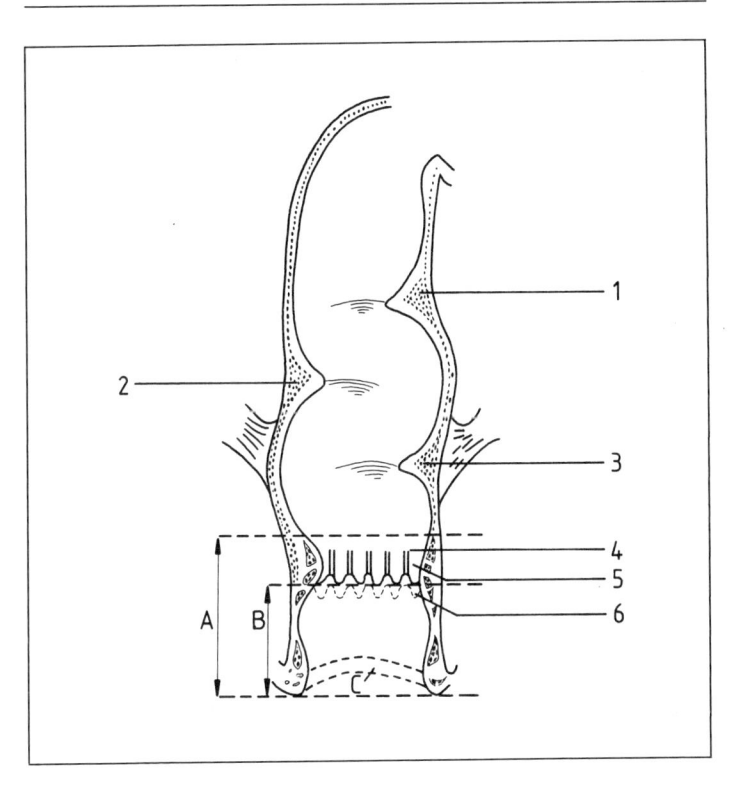

Abb. 23. Schnitt durch den Canalis analis.
1 Querfalte;
2 Querfalte (Kohlrausch-Falte);
3 Querfalte;
4 Columna analis;
5 Sinus analis;
6 Valvulae anales;
A «Chirurgischer» Analkanal ca. 5 cm;
B Anatomischer Analkanal ca. 3 cm;
C Spinktermuskulatur.

gentlich mit anhängenden Teilen des Nierenlagers. Es wird ein großer Schnitt durch den hilusfernen Rand in Richtung Hilus und durch diesen hindurch gelegt (Abb. 25), so daß das Organ in annähernd gleiche Hälften geteilt ist. Die Niere wird mit einer Pinzette entkapselt und nach Entfernung von Kapsel- und Fettgewebe gewogen und ausgemessen. Das Nierenbeckenkelchsystem und der Ureter werden eröffnet. Bei der darauffolgenden Beschreibung der Nierenoberflächen achtet man vor allem auf deren Beschaffenheit, Granulierung, Narben, Reste der Nebennieren, Adenomknötchen oder Karzinomgewebe. Alle Besonderheiten werden mit Angabe von Größe, Form, Farbe, Oberfläche und Konsistenz vermerkt.

Die Nierengefäße werden eröffnet, deren Wandungen beschrieben und ein Gewebsstreifen für die Histologie herausgeschnitten. Mit besonderer Sorgfalt sollte die Vena renalis untersucht werden, um evtl. Gefäßeinbrüche nicht zu übersehen.

Die Schnittflächen werden sorgfältig untersucht. Die Beschaffenheit der Rinde wird beachtet und deren Dicke gemessen. Die Übergänge von Rinde zum Mark, die Form der Papillen, des Nierenbeckenkelchsystems und der Ureter werden beurteilt und repräsentative Schnitte von allen Bereichen einschließlich aller wesentlichen pathologischen Veränderungen entnommen. Steine werden gezählt, beschrieben und unter Umständen der chemischen Analyse zugeführt.

In einigen Fällen werden mehr oder weniger große Anteile einer Niere entfernt. Bei der *Heminephrektomie* wird eine Nierenhälfte reseziert, z. B. bei einer Doppelniere. Eine Nierenpolresektion wird z. B. bei einem sogenannten Steinnest durchgeführt. Das Vorgehen bei der Aufarbeitung entspricht dem bei der Nephrektomie beschriebenen. Bei Nierentransplantationen erfolgte bislang eine tägliche Nierenpunktion, um Abstoßungsreaktionen usw. histologisch früh zu erkennen. Durch die verbesserte Sonographietechnik bei gleichzeitig hautnaher subkutaner Nierenimplantation erübrigt sich meist dieser Eingriff.

Unter den eingesandten Harnblasenpräparaten sind *Probeexzisionen* und abgetragene *Papillome* häufig. Probebiopsien und Papillome werden, soweit sie nicht zu groß sind, vollständig aufgearbeitet.

In Ausnahmefällen von diffuser Papillomatose und beim Harnblasenkarzinom werden *Teilresektionen* der Blase oder *totale Zystektomien* durchgeführt.

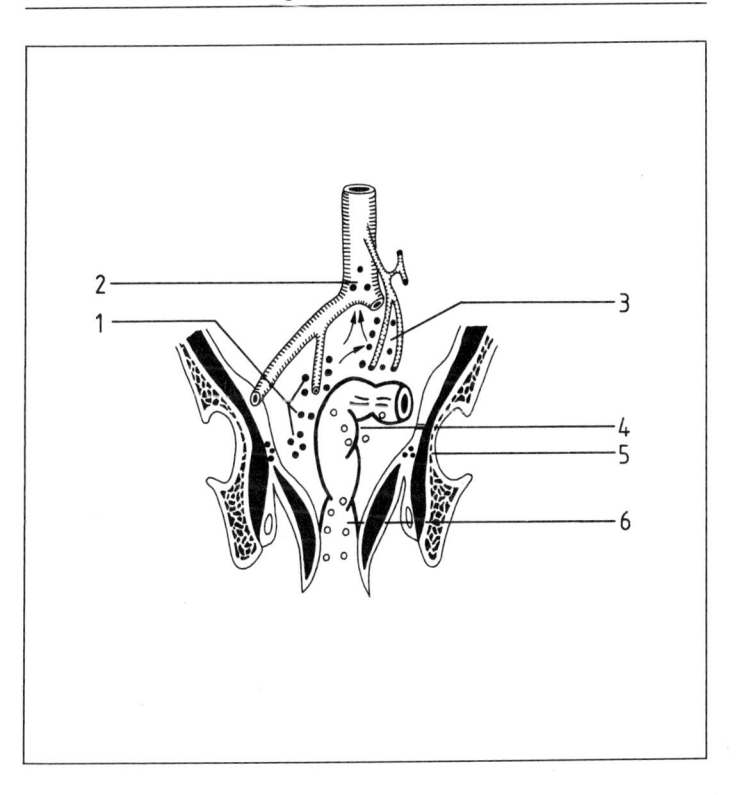

Abb. 24. Lymphabflußrichtung und Lymphknoten.
1 Nodi lymph. iliaci interni;
2 Nodi lymph. praeaortici;
3 Nodi lymph. mesenterici inf.;
4 Nodi lymph. sacrales;
5 Nodi lymph. inguinales sup.;
6 Anorektale Lymphknotengruppe.

TNM-Klassifikation der malignen Nierentumoren

	Niere
T1	Kleiner Tumor / keine Nierenvergrößerung
T2	Großer Tumor / cortex erhalten
T3	Ausdehnung in das Nierenbecken-Fettgewebe oder in die Nieren-Hilusgefäße
T4	Ausdehnung auf benachbarte Organe
N1	Einzelner, homolateraler regionärer Lymphknoten
N2	Kontralateraler oder bilaterale/multiple regionäre Lymphknoten
N3	Fixierte regionäre Lymphknoten
N4	Juxtaregionäre Lymphknoten
V1	Nierenvene befallen
V2	Vena Cava befallen

TNM-Klassifikation der malignen Harnblasentumoren

	Harnblase
Tis	«Flacher Tumor» in situ
TA	Papillär, non invasiv
T1	Frei bewegliche Masse, nach TUR nicht mehr tastbar. Lamina propria
T2	Verhärtung der Blasenwand, nach TUR nicht mehr tastbar. Oberflächliche Muskulatur
T3	Masse / Verhärtung, auch nach TUR tastbar
T4	Fixiert. Ausdehnung auf benachbarte Strukturen
N1	Einzelner, homolateraler regionärer Lymphknoten
N2	Kontra- oder bilaterale / multiple regionäre Lymphknoten
N3	Fixierte regionäre Lymphknoten
N4	Juxtaregionäre Lymphknoten

Prostata

Prostatagewebe, das im Rahmen der Krebsvorsorgeuntersuchungen gewonnen wurde, stellt in der klinischen Pathologie heute den Großteil des aus dem urologischen Bereich stammenden Materials dar. Eine rektal palpierte tumorverdächtige Verhärtung an der Prostata

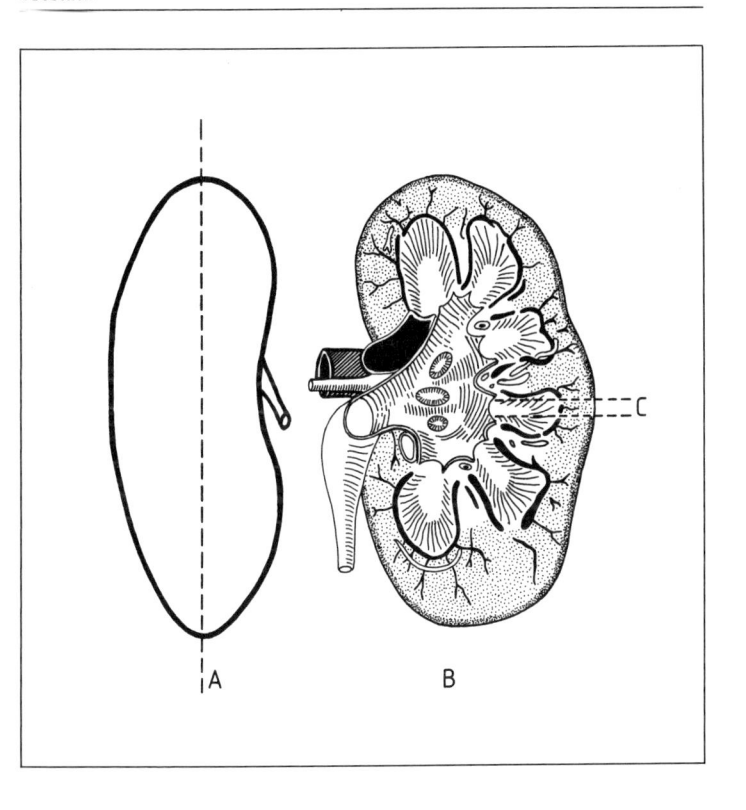

Abb. 25. Schnittführung an der Niere.
A Abbildung des konvexen hilusfernen Nierenrandes mit Darstellung der Schnittlegung (gestrichelte Linie) senkrecht auf den Hilus zu;
B Darstellung der aus *A* resultierenden Schnittfläche;
C Schnittführung bei der Gewebeentnahme.

ist meist der erste klinische Hinweis auf ein Prostatakarzinom, der dann zur Gewebeentnahme führt. Differentialdiagnostisch können sich aber auch später bei der pathologischen Untersuchung andere Befunde wie z. B. die Prostatitis, eine alte, verkäsende Tuberkulose, ein gutartiges Adenom oder ein Konkrement ergeben.

Das Untersuchungsmaterial kann, der jeweiligen Entnahmetechnik entsprechend, sowohl *histologisch* (z. B. Stanzbiopsie, Nadelbiopsie) als auch *zytologisch* (Feinnadelpunktion) untersucht werden. Nach *Faul* (1975) beträgt die primäre Trefferrate der zytologischen Methode 93 %, im Gegensatz zu 73 % bei der histologischen Stanzbiopsie. *Bandman et al.* ziehen die Feinnadelpunktion mit anschließender zytologischer Untersuchung der Stanzbiopsie vor, sie erfordere keine Anästhesie, könne beliebig oft wiederholt werden, erfasse größere Prostataareale und ermögliche eine praktikable Therapiekontrolle. Eine ausführliche Übersicht der Prostatazytologie gibt u. a. *Freudenberg* (1980).

Histologisches Untersuchungsmaterial aus der Prostata, das zur Tumordiagnostik oder zur Therapiekontrolle eingeschickt worden ist, sollte nach Beschreibung der allgemeinen Charakteristik vollständig in Stufenschnitten aufgearbeitet werden. Nicht so das Untersuchungsgut, das nach therapeutischen Eingriffen, wie der transurethralen Elektroresektion, anderer nicht transurethraler Resektionen sowie totaler Prostatektomien, eingeschickt wird. Hier genügt im allgemeinen je ein volles Paraffinblöckchen pro 10 g entnommenes Gewebe [*Fazzini et al., 1972*]. Einige Autoren empfehlen als *Faustregel,* die Hälfte des Materials einzubetten und histologisch aufzuarbeiten. Die andere Hälfte wird für die eventuell notwendige Kontrolluntersuchung aufbewahrt. Lediglich perineurale sowie perivasale Lymphknoten werden gegebenenfalls vollständig aufgearbeitet und in Stufenschnitten zugeschnitten. Zu dieser Thematik schreiben *Dallenbach und Bauz* (1977): «In letzter Zeit diagnostizierten einige Pathologen Krebs in 8 % aller Prostatae, wenn sie etwa 3 Gewebsstücke pro 5 g Gewebe untersuchten, bei Untersuchungen von etwa 6 Stückchen Prostatagewebe dagegen in 14 % aller Prostatae.»

Das Material einer transurethralen Elektroresektion wiegt 20–60 g und oft mehr. Die Fragmente müssen gezählt, ungefähr ausgemessen, charakterisiert und zugeschnitten werden. Bei Zuschneiden des z. T. irregulären Materials achte man darauf, eine zusammenhängende,

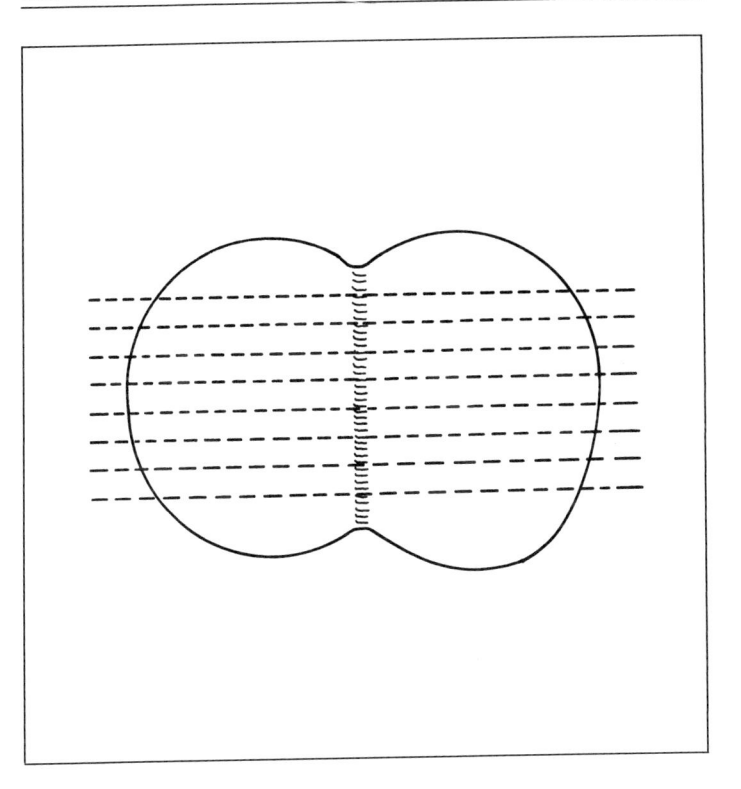

Abb. 26. Schnittführung (gestrichelte Linie) beim Zuschneiden der Prostata-Ansicht von dorsal. Abstände der Schnitte ca. 4–5 mm.

flache Schnittfläche für die Einbettung bzw. für die Mikrotomschnitte zu erhalten.

Prostatektomiepräparate (Abb. 26) werden nach allgemeinen Richtlinien makroskopisch beschrieben. Besondere Berücksichtigung sollte dabei die Beschreibung der Kapsel und der Konsistenz des Materials (Palpationsbefund) finden (ein Prostatakarzinom entsteht vorwiegend im dorsalen oder seitlichen Teil der Außendrüse der Prostata). Nach Anfertigen eines Querschnitts wird die Schnittfläche beschrieben, ist sie knotig, weich usw.? Ist ein Unterschied der Strukturen feststellbar? *Kastendieck* (1980) lamelliert die Prostata in Abständen von 4–5 mm. Zur Einbettung sind zusätzlich noch einige Längsschnitte notwendig. Auffällige Veränderungen und Übergänge sollten in jedem Fall eingebettet werden. Charakteristikum des Prostatakarzinoms sind verschiedene Differenzierungsgrade, die oft nebeneinander in einem Tumor bestehen. Dieser Sachverhalt sollte bei der Wahl der Anzahl der notwendigen Schnitte unbedingt Berücksichtigung finden (siehe dazu auch weiter oben). Zur Anatomie siehe Abbildung 27.

TNM-Klassifikation: Prostata

T0	Zufällig festgestelltes (latentes) Karzinom
T1	Intrakapsulär/normale Drüse
T2	Intrakapsulär/verformte Drüse
T3	Ausdehnung über Kapsel hinaus
T4	Ausdehnung auf benachbarte Strukturen/fixiert
N1	Einzelner, homolateraler regionärer Lymphknoten
N2	Kontra- oder bilaterale/multiple regionäre Lymphknoten
N3	Fixierte regionäre Lymphknoten
N4	Juxtaregionäre Lymphknoten

Penis, Praeputium, Skrotum

Penis

Partielle oder totale Penektomien kommen in der Klinik kaum zur Anwendung. Sie sind indiziert bei dementsprechend seltenen Plattenepithelkarzinomen und malignen Melanomen des Penis sowie bei

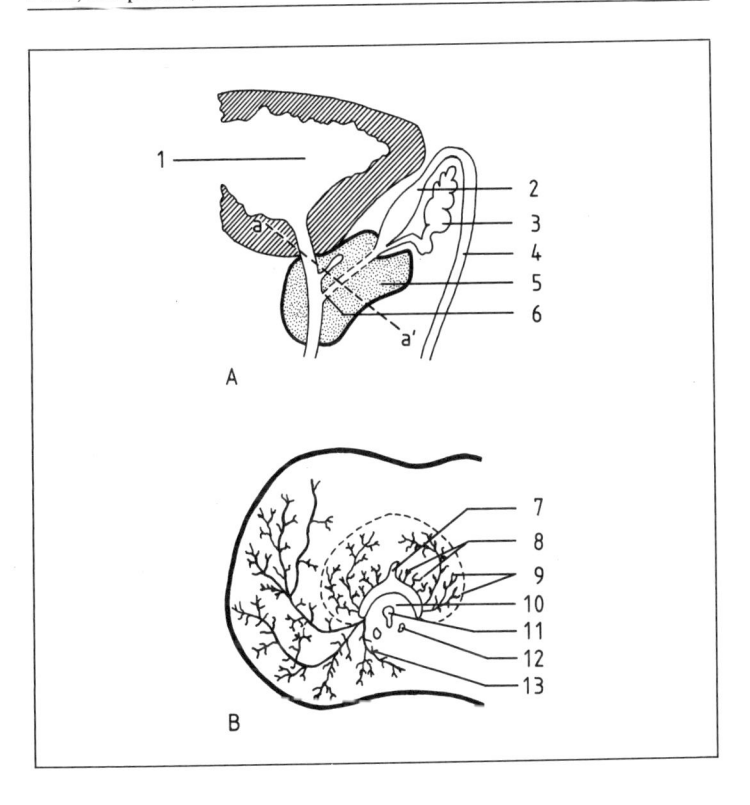

Abb. 27.
A Sagittalschnitt durch Harnblase und Prostata.
a/a' Schnittführung beim Anfertigen eines Übersichtsschnittes ganzer Prostatapräparate.

1 Harnblase;
2 Ampulla ductus deferentis;
3 Bläschendrüse;
4 Ductus deferens;
5 Prostata;
6 Ductus ejaculatorii;

B Querschnitt (s. o.) durch die Prostata;
7 Urethra;
8 ventraler Drüsenanteil;
9 lateraler Drüsenanteil;
10 Crista urethralis;
11 Utriculus prostaticus;
12 Ductus ejaculatorii;
13 linker dorsaler Drüsenanteil.

Urethra-Karzinomen. Häufiger sind Penisbiopsien, die bei Verdacht auf Krebsfrüh- oder Vorstadien, wie z. B. der Erythroplasie (Queyrat) oder dem Carcinoma in situ Anwendung finden.
Schlecht heilende Primäraffekte (Ulcus molle) stellen ebenfalls eine Indikation zur Penisbiopsie dar. Gegebenenfalls muß dann, insbesondere bei Vorliegen von zahlreichen Plasmazellen, zusätzlich eine Spirochätenfärbung durchgeführt werden.
Das Zuschneiden des fixierten Penispräparates richtet sich nach den pathologischen Gegebenheiten, dabei sollten regionale Lymphknoten, chirurgische Absetzungsränder und Tumorrandzonen besondere Berücksichtigung finden. Zur späteren anatomischen Orientierung sollten die Schnitte allerdings, soweit wie möglich, in Horizontal- oder in Vertikalrichtung verlaufen (siehe unten).

TNM-Klassifikation: Penis

T1	≤ 2 cm
T2	> 2–5 cm
T3	> 5 cm
T4	Befall benachbarter Strukturen
N1	Homolateral beweglich
N2	Bilateral beweglich
N3	Fixiert

Präputium

Dieses häufige Präparat bedarf im allgemeinen keiner besonders sorgfältigen Untersuchung. Liegt keine juvenile Phimoseindikation vor, so ist keinesfalls die Angabe der Größe des Präparates sowie das Anfertigen eines Übersichtsschnittes ausreichend.
In diesem Falle muß dann sorgfältig nach Geschwüren oder Tumoren gesucht werden. Grundsätzlich sind alle Peniserkrankungen auch bei diesem Präparat möglich, insbesondere auf die häufigen Condylomata acuminata und Condylomata lata sei hier hingewiesen.

Skrotum

Hauptpräparate des Skrotums werden fast ausschließlich bei Verdacht oder Manifestation von bösartigen Tumoren eingeschickt. Das

Skrotum kann Ausgangspunkt von Plattenepithelkarzinomen, Melanomen, aber auch einer extramammären Paget'schen Erkrankung sein. Bei letzterem Bild ergibt sich die Notwendigkeit, das Unterhautgewebe nach dem eigentlichen Kern des Karzinoms hin abzusuchen und dementsprechend mehrere repräsentative Schnitte anzufertigen. *Fazzini et al.* (1972) schlägt zur histologischen Differenzierung eines malignen Melanoms von einer Paget'schen Erkrankung folgende Färbeverfahren vor: Eine spezielle Färbung mit Alcian-Blau zur Darstellung der atypischen Epithelzellen bei der Paget'schen Erkrankung, zusätzlich eine spezielle Färbung mit Fontana-Silber zur Darstellung des malignen Melanoms.

Hoden

Biopsien des Hodens gelangen oft aufgrund der Verdachtsdiagnose «Infertilität» in die klinische Pathologie. Die Indikation zur Hodenbiopsie sollte heute sehr streng gestellt werden. Eine Orchiektomie wird demgegenüber hauptsächlich bei Tumoren der Hoden oder Nebenhoden, außerdem bei Kryptorchismus, Atrophie, Abszessen und beim Prostatakarzinom praktiziert. Die Probebiopsie bei Verdacht auf Hodentumor wird heute meist zugunsten der Hodenfreilegung von einem inguinalen Schnitt aus abgelehnt. Das Material wird, falls noch nicht geschehen, am besten in *Bouinscher Lösung* fixiert und anschließend makroskopisch begutachtet.

Bioptisch bewonnenes Untersuchungsgut wird nach Art, Größe, Beschaffenheit und Anzahl der Fragmente beschrieben und anschließend vollständig eingebettet. Von den Blöcken werden jeweils einige Stufenschnitte angefertigt. Ganze Hoden werden vor dem Zuschneiden gemäß der allgemeinen Richtlinien zunächst äußerlich charakterisiert. Dann erfolgt ein Standard-Schnitt entlang der größten Ausdehnung unter gleichzeitiger Beschreibung sowohl pathologischer Deviationen als auch des normalen Gewebes (Abb. 28). Schließlich werden diagnostisch hochwertig erscheinende Abschnitte für die histologische Begutachtung entnommen. Bei Vorliegen von Hodentumoren sollte darauf geachtet werden, daß nicht nur pathologisch verändertes Gewebe, sondern auch der Übergang zum normalen Gewebe unbedingt histologisch untersucht werden muß. Weiter müssen auch Schnitte vom Nebenhoden und dem Samenstrang (Absetzungsrand!) angefertigt werden. Dieses Vorgehen kann auch bei anderen Erkrankungen vorteilhaft sein. *Douwes et al.* (1978) fordern sogar noch einen erheblich höheren Aufwand. Sie schreiben: «Da die pathologisch-histologische Untersuchung des Hodentumors therapeutische und prognostische Bedeutung hat, ist vor allem für die Diagnose eines reinen *Seminoms* eine *Serienschnittuntersuchung* zu fordern, da bei Mischtumoren mit unterschiedlich großen Anteilen der einzelnen Gewebstypen die oft prognostisch ungünstigen Gewebsanteile übersehen werden können.»

Bei *teratoiden Hodenmalignomen* werden zusätzlich die *retroperitonealen Lymphknoten* histologisch sehr sorgfältig aufzuarbeiten sein. Die Metastasierung erfolgt zuerst in die Lymphknoten in Höhe der Nierenarterienabgänge. Unter Schnellschnittbedingungen sollte bei der Ausräumung der retroperitonealen LKN mit der Begutachtung dieser Lymphknotengruppe begonnen werden. Hoden, die aufgrund eines Prostatakarzinoms entfernt werden, bedürfen nur eines repräsentativen Schnittes [*Faccini et al.*, 1972].

TNM-Klassifikation: Hoden

T1	Auf Hoden beschränkt
T2	Über Tunica albuginea hinaus
T3	Infiltriert den Nebenhoden
T4	Befällt Samenstrang/Skrotalwand
N1	Einzelner, homolateraler regionärer Lymphknoten
N2	Kontra- oder bilaterale/multiple regionäre Lymphknoten
N3	Fixierte regionäre Lymphknoten
N4	Juxtaregionäre Lymphknoten

Ductus deferens

Hauptindikation der Vasektomie in diesem Bereich des Urogenitalsystems stellen heute mit Abstand Sterilisationen dar. Der Pathologe hat, vorwiegend aus juristischen Gründen, eine Identifikation und Dokumentation des Präparates vorzunehmen. Dabei ist besonderes Augenmerk auf die Länge, den Wandaufbau und die (offene) Lich-

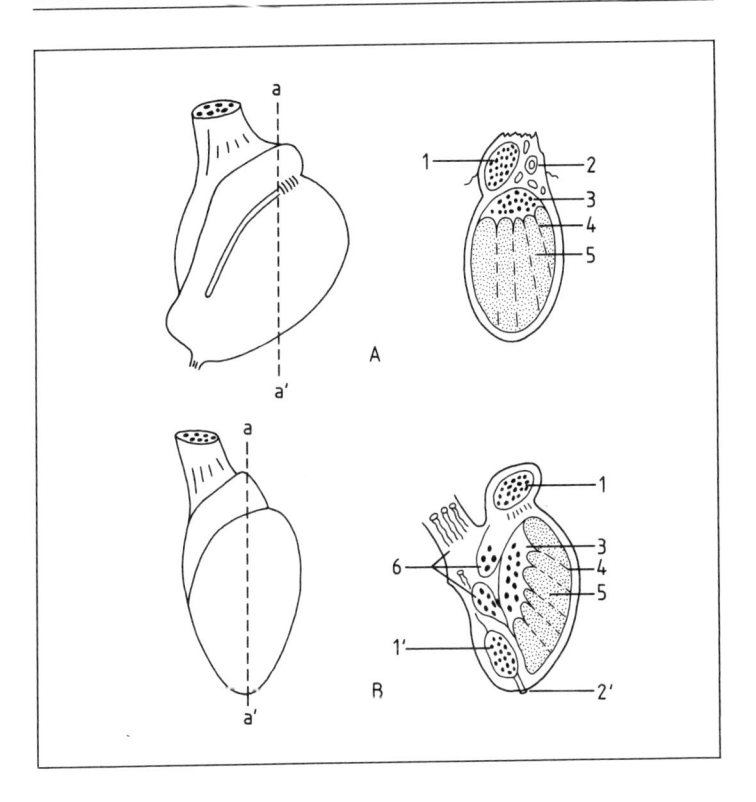

Abb. 28. Schnitte durch Hoden und Nebenhoden.
A Laterale Schnittführung;
B vertikale Schnittführung;
1 Nebenhodenkopf, *1'* Nebenhodenschwanz;
2 Ductus deferens, *2'* beginnender D. deferens;
3 Rete testis;
4 Interlobärsepten;
5 testiculärer Lobulus;
6 venöser Plexus.

tung des Leitungsstückes zu richten. Die Angabe der Länge ist deshalb sehr wichtig, da bei zu kurz gehaltener Vasektomie eine Rekanalisationsgefahr besteht und damit das therapeutische Ziel in Frage gestellt wird. Die Patienten müssen aber trotz eines erfolgreich durchgeführten Eingriffes aufgefordert werden, regelmäßig ein Spermiogramm anfertigen zu lassen. Der Operateur sollte sich diese «Aufklärung» des Patienten schriftlich bestätigen lassen.

Leber

Leberpräparate gelangen gewöhnlich als Nadelbiopsien, chirurgische Keilbiopsien und Leberteilresektionen zur Untersuchung. Als Fixierungsmittel wird Formalin empfohlen, das auf pH 7,2 eingestellt und mit Phosphat gepuffert ist. Für besondere Fälle, insbesondere bei Verdacht auf Glykogenspeicherkrankheiten wird in absolutem Alkohol oder mit Carnoy-Fixationslösung fixiert. Das Vorgehen bei der Aufarbeitung richtet sich nach der Art der gewonnenen Probe.
Leberblindpunktionen werden meist bei Verdacht auf diffuse Veränderungen des Lebergewebes durchgeführt. Ausführliche klinische Angaben mit Labordaten sollte der Pathologe erhalten. Hierbei werden schmale längliche zylinderförmige Gewebsproben von etwa 2 mm Durchmesser erhalten. Sie werden vollständig eingebettet und in der Ebene des größten Längsdurchmessers geschnitten. Es wird empfohlen, routinemäßig zur HE-Färbung Trichrome- und Reticulin-Faserfärbungen vorzunehmen. Bei Verdacht auf Hepatitis ist eine Eisenfärbung, bei Verdacht auf Tbc, Histoplasmose oder Sarkoidose sind Färbungen auf säurefeste Stäbchen und Pilze angezeigt.
Kleinere Zysten der Leber oder randständige Solitärmetastasen können durch eine *Keilresektion* entfernt werden. Bei Gallenblasentumoren wird außer der Cholezystektomie eine breite keilförmige Exzision des angrenzenden Lebergewebes durchgeführt. Die erhaltenen Präparate werden ausgemessen und makroskopisch beschrieben. Für die weitere Aufarbeitung wird aus der Mitte eine Scheibe, die möglichst alle sichtbaren pathologischen Veränderungen enthält, herausgeschnitten. Die verbleibenden Reste können für andere Färbungen, die nicht an paraffin-eingebettetem Gewebe durchgeführt werden können, verwendet werden.

Wird bei frisch eingesandten Präparaten der Verdacht auf eine Infektion angegeben, wird sicherheitshalber durch den Pathologen noch ein Abstrich zur bakteriellen Untersuchung entnommen.

Bei parasitären Erkrankungen der Leber, insbesondere bei Befall mit Echinokokkus, bei anderen isoliert oder einseitig lokalisierten Tumoren oder Metastasen und bei traumatischen Gewebszerstörungen sind *Leberteilresektionen* aussichtsreich. Die Grenzen der 8 Lebersegmente werden anatomisch durch den Verlauf der Äste der A.hepatica propria vorgegeben. Leberteilresektionen betreffen entweder ein oder mehrere Segmente, bei der Hemihepatektomie rechts oder links einen ganzen Leberlappen. Im Extremfall können eineinhalb Leberlappen reseziert werden (80%ige Leberresektion).

Das Vorgehen bei der pathologischen Untersuchung geschieht gemäß den allgemeinen Prinzipien. Wurde wegen eines Tumors reseziert, werden die Absetzungsränder markiert. Es werden mehrere große parallele Schnitte durch das Leberparenchym gelegt, wie bei der Autopsie. Zur feingeweblichen Untersuchung werden Schnitte von den Absetzungsrändern, von pathologisch verändertem und von makroskopisch regelrechtem Lebergewebe entnommen. Portal- und Lebervenen sollten besonders gründlich untersucht werden, um Gefäßeinbrüche nicht zu übersehen. Bei Vorliegen eines Lebertraumas werden Schnitte aus geschädigtem Gewebe, aus augenscheinlich unveränderten Bereichen und vom chirurgischen Absetzungsrand entnommen.

Gallenblase

Meist führen Cholezystopathien wie z. B. die Stauungsgallenblase und Beschwerden bei Cholecystolithiasis, in seltenen Fällen Tumoren, zur Entfernung der Gallenblase.

Gallenblasenpräparate werden frisch oder fixiert, meist in Längsrichtung eröffnet, eingesandt.

Zur makroskopischen Charakterisierung werden Länge und Breite des eröffneten Präparates sowie die Wandstärke gemessen und eine grobe Skizze angefertigt. Zur Beurteilung der Gallenblase wird besonders auf die Beschaffenheit des Serosaüberzuges, die Dicke der Wand, die Schleimhautoberfläche und auf Cholesterinablagerungen oder Steine geachtet. Steine werden gezählt, größere ausgemessen und die Oberfläche beschrieben. Gewöhnlich wird je ein alle Wandschichten enthaltender Gewebsstreifen aus Corpus und Collum der Gallenblase entnommen und mit der Schnittfläche nach unten eingebettet. Bei einem Gallenblasentumor muß jede Knotenbildung im Präparat untersucht werden. Beim Gallenblasen-Karzinom wird oft ein breiter Keil aus dem angrenzenden Lebergewebe mitentfernt. Beim Karzinom der tiefen Gallenwege wird bei radikaler Vorgehensweise eine Duodenopankreatektomie durchgeführt (s. Pankreas).

Pankreas

Zur Abklärung von Entzündungen und Tumoren werden *Feinnadelpunktate* zur zytologischen Begutachtung eingeschickt. Resektionen der Bauchspeicheldrüse werden bei der chronischen Pankreatitis durchgeführt, wenn auf andere Weise keine Beschwerdefreiheit erreicht werden kann. Je nach erforderlicher Radikalität werden 3 unterschiedliche Operationsverfahren angewendet:
Bei der *Linksresektion* wird das distale Pankreas links der Arteria mesenterica superior einschließlich der Milz exstirpiert (distale Pankreatektomie).
Bei der *subtotalen Pankreasresektion* wird das Organ fast vollständig bis auf einen Saum am Rande des Duodenums entfernt. In schwereren Fällen wird die *partielle Duodenopankreatektomie* (Operation nach *Whipple*) durchgeführt. Dabei wird der Pankreaskopf, ein Teil des Magens, das Duodenum und der terminale Choledochus reseziert.
Die Aufarbeitung der Operationspräparate entspricht den allgemeinen Prinzipien. Die Beschreibung eines Pankreaspräparates sollte außer Größe und möglicherweise Tumoren immer auch den Erhaltungsgrad der normalen Architektur miterfassen, das Fehlen oder Vorhandensein von Fettnekrosen und Verkalkungen. Liegt eine chronische Pankreatitis vor, reicht es aus, eine Reihe von repräsentativen Schnitten zu untersuchen (zur Untersuchung der Milz siehe entsprechendes Kapitel). Bei der Duodenopankreatektomie werden neben dem Pankreas auch die anderen resezierten Organe untersucht und von diesen wenige Schnitte entnommen.

Pankreas-Karzinome treten klinisch meist erst später in Erscheinung. Da sie sehr früh in die regionären Lymphknoten und die Leber metastasieren, sind sie zum Zeitpunkt der Diagnosestellung nur noch zu 20% operabel. Bei frühzeitiger Erkennung kommt bei Befall des Korpus- und Schwanzbereiches eine Teilresektion des Pankreas, bei Befall des Pankreaskopfes und bei peripapillären Karzinomen die totale Duodenopankreatektomie nach *Whipple* in Frage. Bei Verdacht auf Karzinomwachstum ist die Beschreibung des Tumors mit Angabe von Sitz, Größe und Beschaffenheit, die Markierung und sorgfältige Aufarbeitung der Absetzungsränder und der regionären Lymphknoten wichtig. Zur feingeweblichen Untersuchung werden Schnitte aus unauffälligen und aus befallenen Abschnitten möglichst mit Darstellung von Übergangszonen entnommen.
Selten (wegen der Gefahr einer Pankreatitis) gelangen auch intraoperativ entnommene Gewebsproben zur Schnellschnittuntersuchung. Besteht Verdacht auf einen gutartigen Pankreastumor (Insulinom, Glucagonom, Verner-Morrison-Tumor), wird gewöhnlich eine Tumorexstirpation vorgenommen. Da schon kleine, etwa 2 mm große endokrin aktive Tumoren klinisch in Erscheinung treten können, verläuft die intraoperative Revision oft nicht erfolgreich. Es wird dann gelegentlich ein Teil der Bauchspeicheldrüse entfernt, der sehr fein lamelliert werden muß, um solche kleinen Adenome auffinden zu können. Gutartige Tumoren werden ausgemessen, beschrieben und ein repräsentativer Schnitt aus dem größten Längsdurchmesser zur feingeweblichen Untersuchung entnommen.

Schilddrüse

Schilddrüsengewebe kommt als Aspirations-Biopsie, als Knoten nach operativer Enukleation oder als Resektionspräparat zur Untersuchung.
Zur Diagnostik von Schilddrüsenerkrankungen werden häufig vor operativen Eingriffen *Feinnadelpunktionen* durchgeführt. Durch vorteilhafte Punktionstechnik, z. B. durch mehrmaliges, kurzes schnell aufeinanderfolgendes Punktieren von derselben Einstichstelle aus in der Weise, daß die Form eines Kegels beschrieben wird, gewinnt man genügend Gewebsmaterial, wodurch eine größere Sicherheit bei der

Beurteilung ermöglicht wird. Von dem aspirierten Material werden Ausstrichpräparate angefertigt.

Schilddrüsenknoten sind oft «kalte Knoten», Enukleationspräparate von «heißen Knoten» (toxische Adenome) sind seltener. Bei den letzteren sind die Grenzen gegen das gesunde Schilddrüsengewebe intraoperativ meist gut zu erkennen. Die Knoten werden ausgemessen, evtl. gewogen und beschrieben. Das Vorhandensein einer Kapsel, deren Intaktheit und Beschaffenheit werden vermerkt. Die Präparate werden lamelliert, anschließend die Schnittflächen auf Gewebsveränderungen durchgemustert. Bei kleineren Knoten werden in der Regel 1–2 repräsentative Schnitte aus dem Durchmesser einschließlich der Randgebiete des Knotens entnommen, bei größeren Knoten wird eine Scheibe aus dem größten Längsdurchmesser in mehrere Gewebeblöcke zerteilt und vollständig eingebettet, so daß ein ganzer Querschnitt zur histologischen Untersuchung gelangt. Sogenannte kalte Knoten werden häufig auch zur Schnellschnittdiagnose eingesandt. Bei Resektionspräparaten der Schilddrüse handelt es sich in den meisten Fällen um euthyreote Strumen nach *subtotaler Thyreoidektomie*. In den weitaus selteneren Fällen eines Verdachtes auf Schilddrüsenkarzinom wird eine *totale Thyreoidektomie* mit vollständiger Entfernung des Schilddrüsengewebes ausgeführt.

Bei der Untersuchung dieser Präparate verfährt der Pathologe entsprechend den allgemeinen Richtlinien (Abb. 29). Außerdem muß sehr sorgfältig nach Epithelkörperchen gefahndet werden. Diese finden sich normalerweise auf der Rückseite der Schilddrüse am mittleren Anteil und am unteren Pol. Knotenbildungen und andere augenfällige Gewebsveränderungen werden beschrieben. Bei Verdacht auf Karzinomwachstum wird das verdächtige Gewebe ausgemessen, Sitz, Farbe und Beschaffenheit angegeben. Besonders wichtig ist hierbei, die Intaktheit der Kapsel zu überprüfen, um evtl. Einbrüche nicht zu übersehen.

Beim Zuschneiden wird das Organ in sagittaler Richtung durch zahlreiche parallele Schnitte lamelliert. Die Schnittflächen werden gründlich durchgemustert. Zur histopathologischen Begutachtung werden aus allen Schilddrüsenlappen repräsentative Schnitte aus normalem Gewebe, aus veränderten bzw. verdächtigen Bezirken mit Darstellung der Übergänge und aus dem Bereich der Kapsel entnommen. Nach Aussagen der Deutschen Gesellschaft für Pathologie (Er-

Schilddrüse

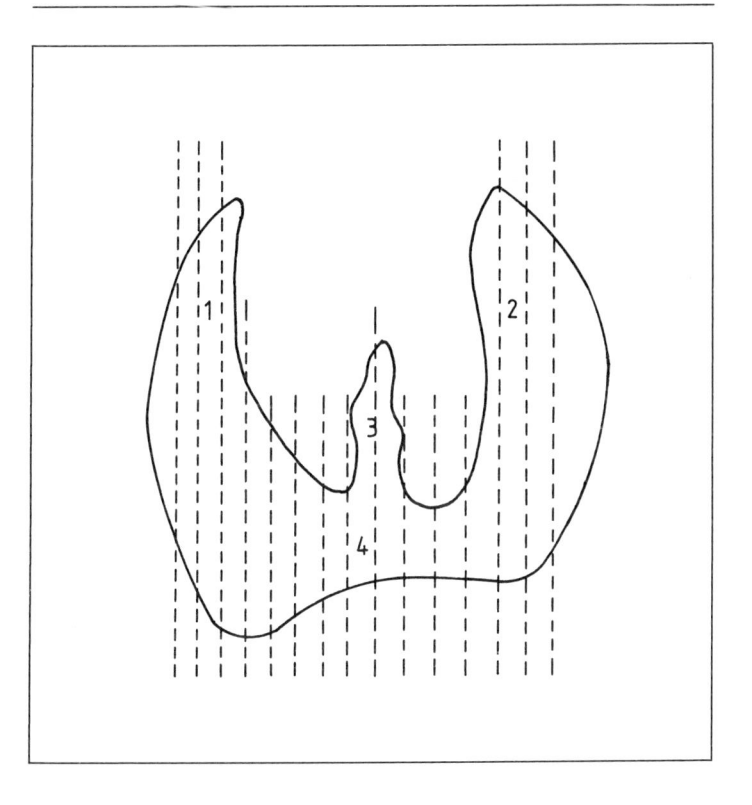

Abb. 29. Schnitt-Technik beim Zuschneiden von Schilddrüsenpräparaten.
1, 2 Rechter und linker Lappen;
3   Pyramidallappen;
4   Isthmus.

TNM-Klassifikation der malignen Schilddrüsentumoren

	Schilddrüse
T1	Unilateraler/einzelner Knoten
T2	Unilaterale/multiple Knoten
T3	Bilaterale/Isthmusknoten
T4	Überschreitet die Schilddrüse
N1	Homolateral beweglich
N2	Kontralaterale, mediane oder bilaterale / beweglich
N3	Fixierte

langen 1977) gilt in der Regel die Entnahme von 10 Gewebeblöcken als ausreichend. In seltenen Fällen, wie etwa bei der Thyreoiditis fibrosa (eisenharte Struma nach *Riedel*) werden therapeutisch Keilsektionen ein- oder beidseitig ausgeführt.

Epithelkörperchen

Epithelkörperchen werden bei Verdacht auf Adenom oder Hyperplasie entfernt. Während der Operation werden meistens mehrere Proben der Schnellschnittuntersuchung unterzogen. Zeigt sich in einem Präparat eine Hyperplasie, wird eine subtotale Parathyreoidektomie mit Entfernung von 3½ Drüsen ausgeführt, da die übrigen auch hyperplastische Veränderungen zeigen können. Die entfernten Organe werden gemessen, beschrieben, lamelliert und Querschnitte für die Histologie entnommen. In jüngster Zeit werden die vier Epithelkörperchen vollständig entfernt und ein Epithelkörperchen in den M. brachialis autotransplantiert. Bei einer erneuten Epithelkörperchenhyperplasie ist eine Verkleinerung dieses Organs dann operationstechnisch und für den Patienten leichter.

Nebennieren

Bei Adenomen und Karzinomen der Nebennierenrinde (NNR) und des Nebennierenmarks (NNM) wird die befallene Nebenniere (NN)

operativ entfernt. Bei unbehandelbarer hypophysärer NNR-Überfunktion wird die beidseitige Adrenalektomie ausgeführt.
Das Organ wird gewogen, gemessen und makroskopisch beschrieben. Bei klinischem Verdacht auf NNR-Überfunktion und ebenso bei Verdacht auf Phäochromozytom muß die Drüse in ganz schmalen Scheiben aufgearbeitet werden, um kleine Knotenbildungen und hormonell aktive Tumoren nicht zu übersehen. Es werden repräsentative Schnitte aus makroskopisch unauffälligen Rinden- und Markanteilen und aus Tumorgewebe entnommen. Bei Verdacht auf Phäochromozytom wird empfohlen, die Schnitte in Zenker-Lösung oder anderen chromhaltigen Lösungen zum Nachweis der Chromaffinität der Zellen zu fixieren.

Milz

Die Entfernung der Milz geschieht meist in folgenden Fällen: Bei traumatisch bedingter Milzruptur, nach Spontanruptur bei Mononucleosis infectiosa, bei einigen hämatologischen Erkrankungen und bei intraoperativer Verletzung der Milz, z. B. bei Magenoperationen. Die Milz wird gewöhnlich frisch oder fixiert zur Untersuchung eingeschickt. Das Vorgehen bei der Aufarbeitung entspricht wieder den schon beschriebenen allgemeinen Prinzipien. Auch die Beschaffenheit der Milzkapsel ist von Bedeutung, ob sie stumpf, höckrig milchig (Zuckergußmilz) oder glatt ist. Das Vorhandensein einer Nebenmilz muß vermerkt werden.
Die Angaben der klinischen Diagnose auf dem Begleitschreiben sind notwendig, da in Abhängigkeit von der Erkrankung bei der Untersuchung des Organs einige Besonderheiten zu beachten sind. Bei Splenektomien im Verlauf einer hämatologischen Erkrankung werden Abklatschpräparate für eine zytologische Untersuchung angefertigt. Bei Verletzungen der Milz werden Ort und Größe der Verletzung und ein evtl. vorhandenes subkapsuläres Hämatom beschrieben.
Beim Zuschneiden wird ein Schnitt durch den größten Längsdurchmesser gelegt (Abb. 30) und die beiden Hälften noch in mehrere Abschnitte unterteilt. Eine andere Möglichkeit besteht darin, das Organ durch aufeinanderfolgende parallele Schnitte in Längsrichtung zu lamellieren. Die erhaltenen Schnittflächen werden sorgfältig

durchgemustert und alle Abweichungen von Normalbefunden, z. B. Infarkte, Zysten, Tumoren mit Angabe von Ausmaßen, Form, Farbe, Konsistenz und Schnittflächenbeschaffenheit vermerkt. Sind Anteile der Arteria lienalis zu erkennen, wird diese mit der Schere in Längsrichtung aufgeschnitten und die Wandung beschrieben.

Zur Gewinnung von Abklatschpräparaten wird ein Objektträger sanft aber bestimmt auf die Milzpulpa aufgedrückt, getrocknet und gefärbt (nach *Wright*).

Für die histologische Untersuchung werden Proben aus unauffälligen und aus veränderten Organbereichen entnommen. Schnitte aus pathologisch verändertem Gewebe sollten einen ausreichend großen Rand von normalen Anteilen enthalten.

Anmerkung: Wird die Milz in fixiertem Zustand auf dem Postwege zum Pathologischen Institut geschickt, sollte das Präparat mindestens einmal angeschnitten werden, da die derbe Milzkapsel ein Durchdringen der Fixationslösung erschwert.

Weichteiltumoren

Nur wenige Prozent der Weichteiltumoren sind bösartiger Natur; meistens handelt es sich bei dem eingeschickten Material um gutartige Läsionen wie Lipome, die zum größten Teil in der unteren Extremität lokalisiert sind. Der Tumor sollte immer *im Gesunden* exstirpiert worden sein, so daß die Tumorrandzonen lückenlos makroskopisch beschrieben werden können.

Vor dem Zuschneiden wird man sich ein genaues Bild über Beschaffenheit und Lokalisation von Tumoranhangsgebilden, Lymphknoten o. ä. machen. Die makroskopische Beschreibung der Weichteiltumoren sollte ganz besondere Beachtung finden, da eine histologische Abgrenzung zwischen Bösartigkeit und Gutartigkeit oft nicht möglich ist. Es werden also sämtliche möglichen Parameter gemessen und beschrieben, um eine möglichst umfangreiche und informationsreiche Charakterisierung des Tumors zu gewährleisten. Beim *Zuschneiden* des Tumors sollten insbesonders folgende Hinweise beachtet werden:

a) Man schneide zu Beginn einmal durch den größten Querschnitt; für die Histologie sollte wenigstens eine Linie durch den gesamten

Weichteiltumoren

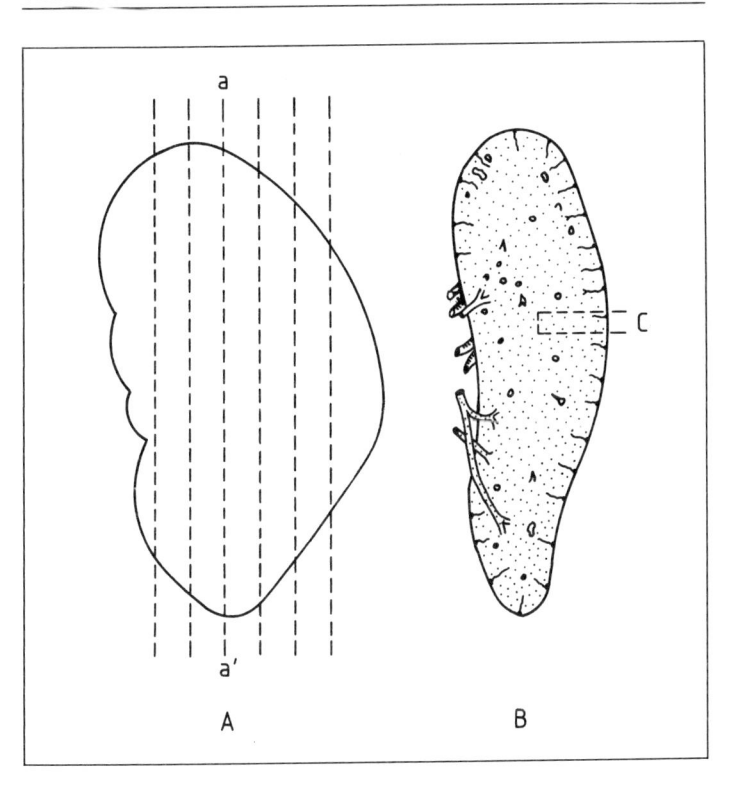

Abb. 30. Schnitt-Technik beim Zuschneiden der Milz.
A   Lamellieren der Milz durch parallele Schnittführung in Längsrichtung;
a–a' Schnitt durch den größten Längsdurchmesser;
B   Schnittfläche der Schnittführung a–a';
C   Art der Schnittentnahme.

Querschnitt, gegebenenfalls in mehrere Paraffinblöckchen getrennt, zugeschnitten und eingebettet werden.
b) Stellen, die makroskopisch unterschiedlich erscheinen, werden durch Schnitte dargestellt; Übergangszonen mit beiden Gewebsformen werden für die Histologie zugeschnitten.
c) Gegebenenfalls kann der gesamte Tumor eng lamelliert werden; jede Scheibe wird erneut charakterisiert.

Als erster Hinweis auf Malignität kann die *Lokalisation* des Weichteiltumors dienen. Liegt der Tumor nach klinischem oder pathologischem Befund direkt unter der Haut, so handelt es sich meistens um einen gutartigen Tumor. Tiefer liegende Tumoren weisen mehr auf eine mögliche Malignität hin.

TNM-Klassifikation-Weichteilsarkome

T1	Bis 5 cm
T2	Über 5 cm
T3	Mit Befall von Knochen, größeren Gefäßen und Nerven
G1	Hochgradig differenziert
G2	Mäßig differenziert
G3	Wenig differenziert

Das Grading ist entscheidend für die Prognose! (und für die Stadiengruppe).

Menisken

Der Operateur sollte bei der Einsendung eines Meniskus an den Pathologen eine einfache Handzeichnung auf dem Untersuchungsantrag von dem Präparat anfertigen. Auf dieser schematischen Zeichnung sollte er vermerken, wo Vorder- und Hinterhorn sind, und mögliche Läsionen oder besonders zu untersuchende Abschnitte einzeichnen, da es für den Pathologen ohne gute Angaben sehr mühevoll, wenn nicht unmöglich ist, an einem meist degenerativ verändertem Meniskus die eigentliche Anatomie sich zu vergegenwärtigen. Fast jeder Meniskus weist nach dem 40. Lebensjahr geringe diffuse mukoide Degenerationen auf. Am lateralen Meniskus kommt es am Ansatzrand zu einer Ganglionbildung in Form von Zysten mit gallertigem Schleim. Am medialen Meniskus sind typische Läsionen ein

Längsriß in Korbhenkelform, ein Querriß und ein Lappenabriß. Histologisch gilt es zu klären, ob ein primäres Trauma bestand oder ob die primäre Degeneration bereits bei leichten Traumata zum Riß führte. Das Präparat wird gemessen, Vorder- und Hinterhorn sowie Innenkante und Ansatzrand mit möglichen Rissen und Auffaserungen beschrieben und hier das Gewebe für die Einbettung entnommen. Routinemäßig werden HE-Färbung, Schleim- und Eisenfärbungen empfohlen.

Periphere Nerven

Mit höchster Sorgfalt sollten traumatische Läsionen von peripheren Nerven beschrieben und dokumentiert werden und das Restmaterial möglichst lange asserviert werden, da spätere gutachterliche Stellungnahmen des Pathologen für Patient und auch Operateur von größter Bedeutung sind.
Tumoren oder ähnliche Läsionen werden wie Geschwülste der Weichgewebe nach den allgemeinen Richtlinien bearbeitet.

Bandscheibe

Dieses häufige Präparat einer neurochirurgischen Klinik wird meist in Teilen und Stücken formalinfixiert der Pathologie zugeführt. Knochensplitter werden abgetrennt und gesondert entkalkt. Das Knorpelgewebe wird nach Beschreibung eingebettet.

Tumoren des ZNS

Die Regeln für die Beschreibung von Tumoren anderer Körperteile finden auch hier ihre Anwendung. Die Fixierung dauert allerdings länger. Die Bearbeitung wird meist von Neuropathologen durchgeführt.

Muskelbiopsie

Entscheidend ist auch hier die Fragestellung, um gezielt bei der Operation und Bearbeitung vorzugehen. Für die übliche histologische Bearbeitung sollte der Chirurg das Muskelstück bereits in situ an einem Holzstäbchen mit Fäden fixieren (also förmlich den zu entnehmenden Muskelteil «schienen»). Dann erst wird der Muskel an den Seiten durchtrennt. Muskelgewebe mit einem Holzstäbchen exzidieren (einige Stäbchen von Tupfern oder ähnlichem sollten immer steril im OP sein). Der «geschiente» Muskel wird in ein Formalingläschen gegeben und an die Pathologie geschickt.
Mit freundlicher Genehmigung von Herrn Dr. med. H. Klein, Direktor des Instituts für klin. Neuropathologie Bremen, sei hier ein Merkblatt für die histochemische Untersuchung von Muskelbiopsien wiedergegeben:

«(Dr. H. Klein) *Methodische Hinweise zur Entnahme von Muskelbiopsien:*
Eine Muskelbiopsie kann ihren diagnostischen Beitrag nur leisten, wenn ausreichende klinische Angaben und eine genaue Fragestellung vorliegen. Zu fordern ist – wegen der wesentlich größeren Aussagefähigkeit – eine histochemische Untersuchung, die nur an unfixiertem, nativen Muskel erfolgen kann.
Entnahme aus einem sicher erkrankten, aber nur leicht befallenen und gut zugänglichen Muskel (Prozeßverteilung beachten!). Empfehlenswert: M. deltoideus, m. biceps, m. quadriceps, m. tibialis ant. oder m. gastrocnemius.
Technik der Entnahme: In Lokalanästhesie *ohne* Infiltration des Muskels (Gefahr der Artefakte!), bei Kindern evtl. Allgemeinnarkose.
Ein $2 \times 1 \times 0,5$ cm großes Muskelstück *ohne Quetschen* vorsichtig entnehmen und in einem genügend großen Gefäß (evtl. Petrischale) als feuchte Kammer übersenden (keine Flüssigkeit! Nur feuchtes Fließpapier).
Möglichst wenig manipulieren! *Rascher Transport!*
Auswärtige Einsender können evtl. ein weiteres Muskelstück wie üblich in 4%igem neutralen Formalin übersenden.
Auswärtige Einsender sollten die Entnahme der Muskulatur auf den späten Nachmittag legen und für einen raschen Versand über Nacht (Eilpost!?) sorgen, damit die Bearbeitung möglichst innerhalb von 12–15 Stunden nach Entnahme erfolgen kann. Wochenende beachten! Telefonische Anmeldung zu empfehlen.
Notwendige Angaben auf dem Einsendezettel:
   Entnahmestelle des Muskels mitteilen!!
   Personalien des Patienten, Aufnahmenummer, Kostenträger.

Beginn der Erkrankung, Verlauf mit früherer und jetziger klinischer Symptomatik, relevante Laborbefunde (Enzyme!). EMG-Befund.
Für genaue methodische Hinweise siehe auch Jerusalem, F.: Zur Technik der Muskelbiopsie. Nervenarzt *46:* 42–48 (1975) (Dr. H. Klein).»

Herz

Bioptisches Untersuchungsmaterial soll Klärung schaffen über den Grad einer Kardiomyopathie. Die meist kleinen Proben werden vollständig eingebettet. Bei ausreichender Gewebsmenge können Kryostatschnitte für die Histochemie angefertigt werden. Die mangelnde Spezifität engt den Wert der Myokardbiopsie deutlich ein.
Kleine Partikel sollten sofort nach der Biopsie in Glutaraldehyd fixiert werden, um sich die Möglichkeit einer elektronenmikroskopischen Beurteilung offen zu halten. Bei fehlendem Glutaraldehyd sind praktisch die Resultate der Elektronenmikroskopie noch auswertbar, wenn in gut gepufferter üblicher Formalinlösung unter kühlen Bedingungen fixiert wird. Auch eine Umbettung von Material aus Paraffinblöcken für die Elektronenmikroskopie kann bei unklaren Einstufungen von Läsionen noch sehr wertvoll sein und zusätzliche Information vermitteln.
Herzchirurgische Präparate erfordern ein Vorgehen nach den allgemeinen Standards. Die resezierten Herzklappen, Herzwandaneurysmen oder Infarktgebiete sollten gut dokumentiert, wenn möglich fotografiert werden.
Die resezierte Herzklappe wird auf Vollständigkeit untersucht, der Lichtungsdurchmesser festgehalten, Abweichungen von der Norm beschrieben, z. B. Verkalkungen, Einblutungen, Konsistenz.
Die Sehnenfäden werden beschrieben und Auffaserungen oder Verkürzungen beachtet.
Fibrosierungen von Papillarmuskeln angeben!
Herzwandaneurysmen werden wie üblich beschrieben und ausgemessen mit Angaben zur Farbe, Konsistenz, möglichen anhaftenden Thromben und Epikardverkalkungen. Bei *Herztransplantationen* werden täglich Myokardbiopsien durchgeführt. Auf diese Weise können histologisch Abstoßungsreaktionen früh erkannt werden (Lymphozyteninfiltration).

Auge

Enukleationspräparate des Auges können mit oder ohne Augenmuskeln zur pathologischen Untersuchung eingeschickt werden (Abb. 31–33).

Man orientiere sich über die anatomischen Verhältnisse des Präparates und vergleiche mit dem Untersuchungsantrag (evtl. Markierung anbringen!). Anschließend werden, falls nicht schon geschehen, gegebenenfalls die Anhangsgebilde abgetrennt und fixiert. Der Augapfel bedarf, der weichen Konsistenz wegen, einer besonderen *«Härtungs-Fixierung»*, um später überhaupt schneidbar zu sein. Dabei wird gewöhnlicherweise folgendermaßen vorgegangen [z. B. *Thompson*, 1966]:

a) Applikation des Augapfels in 10%igem Formaldehyd über mindestens 24 Stunden;

b) Waschen in fließendem Leitungswasser über 5–18 Stunden;

c) Einlegen in 60%igem Äthylalkohol für 24 Stunden (Härtung).

Das gehärtete Material kann nun zugeschnitten und makroskopisch begutachtet werden. Nach *Ackerman und Rosai* (1974) gibt es «mehrere Milliarden» mögliche augenschädigende Krankheiten, die Autoren verweisen dementsprechend auf die große Bedeutung eines dem Untersuchungsantrag beiliegenden, ausführlichen Anamnese- und Befundberichtes, um bei der Begutachtung einige Anhaltspunkte für die Art und Ursache der pathologischen Veränderungen erhalten zu können. Hauptindikation einer Enukleation stellen allerdings Neoplasien dar.

Vor dem Zuschneiden wird das gesamte Präparat ausgemessen (axialer, transversaler und vertikaler Durchmesser) und auf Aberrationen hin untersucht (z. B. Eintrübungen der Hornhaut, Pigmentation der Iris, abnorme Vaskularisation, tumorverdächtige «Schattenbilder» usw.). Anhangsgebilde werden ebenfalls noch einmal neben dem Augapfel untersucht (Pigmentation, Lidspaltenflecken), und gegebenenfalls werden für die Histologie Schnitte angefertigt.

Der Augapfel sollte nach *Thompson* (1966) sowie *Ackerman und Rosai* (1974) 3 Schnitte erfahren. Dabei achte man auf die Orientierungsmarkierungen. Der erste Schnitt wird mit dem Rasiermesser von posterior nach anterior so geführt, daß eventuelle Läsionen sowie die Einmündungsstelle des Sehnerven, Linse, Pupille und Horn-

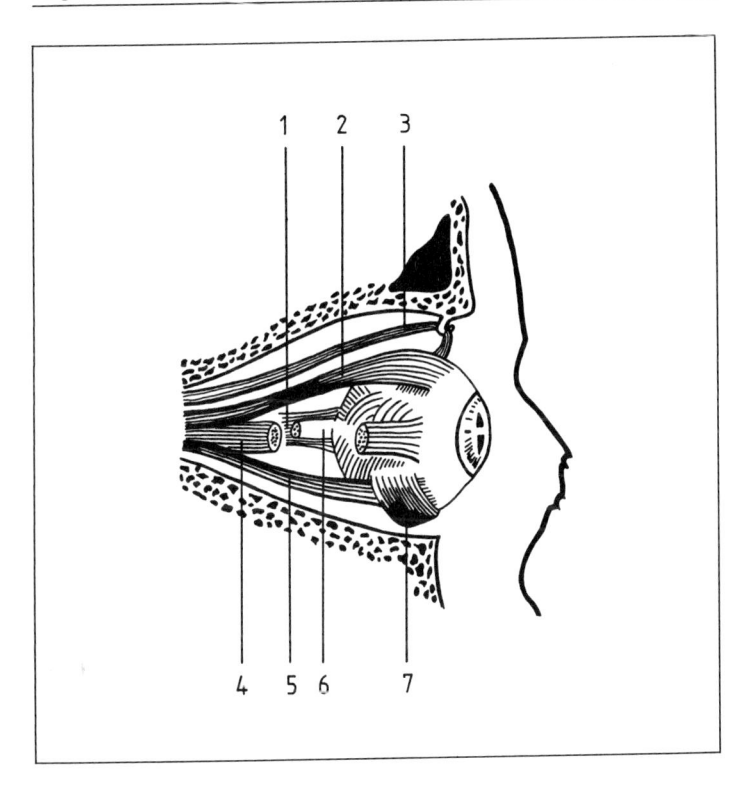

Abb. 31. Ansicht der Augenmuskeln beim rechten Auge von lateral rechts nach medial (nasal).
1 M. rectus medialis;
2 M. rectus superior;
3 M. obliquus superior;
4 M. rectus lateralis;
5 M. rectus inferior;
6 N. opticus;
7 M. obliquus inferior.

haut soweit wie möglich auf einer Schnittfläche liegen. Liegen keine makroskopisch erkennbaren Läsionen vor, wird der erste Schnitt durch das Auge in horizontaler Achse angefertigt, d. h. durch die Macula lutea geführt. Beide Augenhälften werden dann auf ihre Schnittflächen gelegt und nochmals je einmal parallel dazu in 2 gleichhohe Hälften zerschnitten. Die 4 anfallenden Stücke werden sehr sorgfältig u. a. nach Netzhautablösungen, Verklebungen zwischen Iris und Linse sowie Tumoren (am besten mit dem Binokular) abgesucht; anschließend erfolgt die Einbettung in Paraffin und die mikroskopische Begutachtung. Z. B. bei Verdacht auf Melanome oder Leiomyome können gelegentlich Biopsien der Iris zur Anwendung kommen. Diese müssen unbedingt gut durchfixiert sein und werden am besten auf ein Stück Pappe (Orientierung!) aufgebracht, in Paraffin eingebettet und «auf der Kante» angeschnitten. Biopsien der Anhangsgebilde werden in gleicher Weise behandelt.

Knochengewebe

Knochenpräparate gelangen zur Untersuchung, wenn mit anderen Methoden bestimmte Knochenläsionen nicht eindeutig eingestuft werden können. Bei der histologischen Begutachtung werden hauptsächlich Entzündungen, generalisierte Osteopathien und Tumoren (primäre und vor allem Krebsmetastasen) diagnostiziert. Die Härte des Materials zwingt dazu, die Kalksalze zu entfernen, bevor Schnitte mit dem Mikrotom angefertigt werden können. Zur Entkalkung werden in klassischer Weise Säuren (z. B. Salpetersäure oder Ameisensäure) verwendet.
Bei großen Präparaten (Caput femoris) wird mit der Säge der Knochen lamelliert und der histologisch zu untersuchende Anteil gesondert entnommen, fixiert und entkalkt. Der Rest wird nur fixiert. Gleichzeitig wird das makroskopische Präparat beschrieben und dokumentiert. Entkalkungsmittel wirken sehr aggressiv auf die Morphologie der Zellen und sollten deshalb nicht länger als nötig auf das Knochengewebe einwirken. Das Material muß deshalb täglich auf Schneidbarkeit überprüft werden. Die Industrie bietet eine Reihe verschiedener Entkalkungsmöglichkeiten an. Der Pathologe sollte sich hier regelmäßig nach dem aktuellen Stand der Entwicklung in-

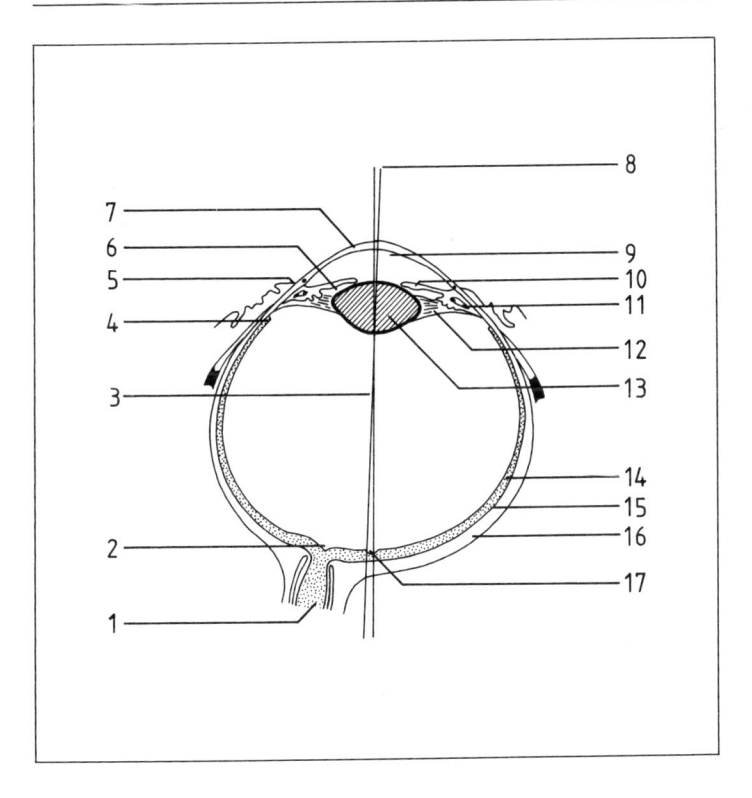

Abb. 32. Anatomie des Augapfels, Bulbus oculi.

1 N. opticus;
2 «Blinder Fleck»;
3 Glaskörper;
4 Ora serrata;
5 Lid;
6 hintere Augenkammer;
7 Cornea;
8 optische Achse;
9 vordere Augenkammer;
10 Iris;
11 Circulus arteriosus iridis major;
12 Fibrae zonulares;
13 Linse;
14 Retina;
15 Choroidea;
16 Sklera;
17 Makula.

formieren. Beim Zuschneiden sollten grundsätzlich auch Teile pathologisch unveränderten Knochens Bestandteile der Probe sein [*Burck*, 1973].

Bei der Diagnostik von Knochentumoren ist eine enge Zusammenarbeit aller ärztlichen Fachrichtungen und möglichst mit einem Knochentumorregister wegen der geringen eigenen Erfahrung eines jeden Arztes bei seltenen Tumorarten angezeigt. Im folgenden die Empfehlungen des *Knochentumorregisters* des Pathologischen Instituts der Universität Hamburg (Direktor Prof. Dr. med. G. Seifert) publiziert durch *Delling et al.* (1977):

«Die Aussagekraft der morphologischen Diagnostik für den späteren Therapieplan wird dadurch beträchtlich erhöht, daß eine Reihe von Gesichtspunkten vor und bei der Gewebsentnahme aus einem Knochentumor berücksichtigt werden (Tab. I).

Hierzu gehören das interdisziplinäre Konsilium zwischen Operateur, Röntgenologen und Pathologen, die Festlegung der für die diagnostischen Aussagen optimalen Entnahmestelle und die Erörterung der Differentialdiagnose. Es stellt eine Überforderung der morphologischen Aussage dar, wenn zertrümmertes Gewebsmaterial ohne exakte Kenntnis des Entnahmeortes und der klinischen Daten (Lebensalter, Geschlecht, Krankheitsdauer usw.) beurteilt werden oder gar an einem Schnellschnitt die Indikation zur Amputation gestellt werden soll. Ideale Bedingungen sind dann erfüllt, wenn nach einem Konsil der Pathologe bei der Biopsie im Operationssaal anwesend ist und zugleich auch für eine fachgerechte Weiterbearbeitung des entnommenen Gewebsmaterials sorgen kann. Die unsachgemäße Weiterlei-

Tabelle I. Möglichkeiten zur Verbesserung der Diagnostik von Knochentumoren

Präoperativ:	Information über klinische Daten und Röntgenbefund, Besprechung des bioptischen bzw. therapeutischen Vorgehens mit dem Operateur
Intraoperativ:	Beurteilung des Lokalbefundes, Schnellschnitt, «Imprint Cytology», eventuell Zytochemie
Postoperativ:	endgültige morphologische Diagnostik mit modernen osteologischen Methoden. Information über den weiteren klinischen Verlauf

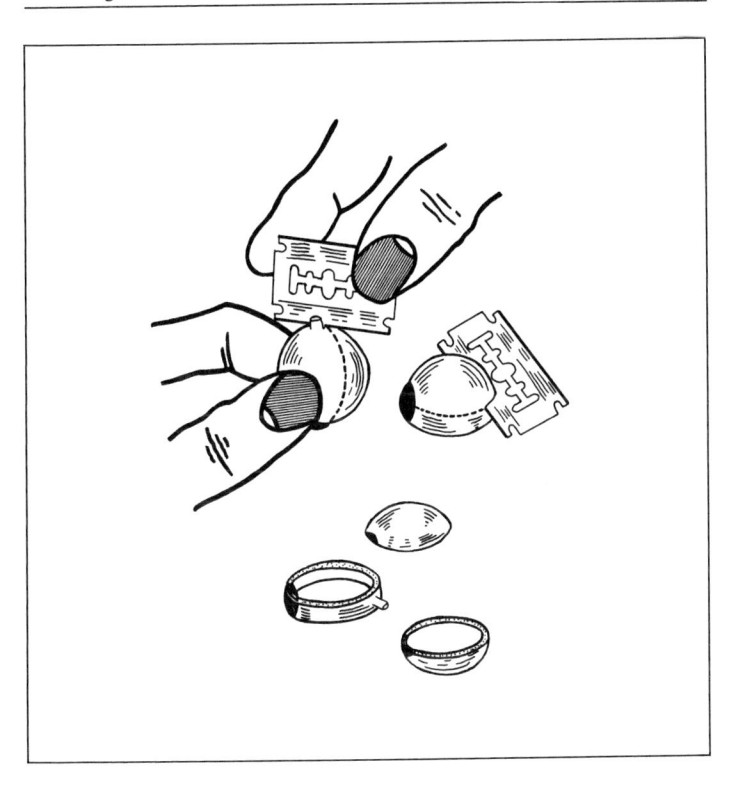

Abb. 33. Zuschneiden eines Augenpräparates.
Das mittlere Stück sollte einen gemeinsamen Querschnitt von Linse, Pupille, Hornhaut, dem Sehnerven und evtl. Läsionen darstellen.

tung des Tumorgewebes an den Pathologen (zum Beispiel Austrocknung, ungenügende Fixation) erhöht die Gefahr zusätzlicher Artefakte und damit die Fehlerquote bei der diagnostischen Einordnung eines Knochentumors. Außerdem kann es durch eine ungezielte oder nicht sachgemäße Gewebsentnahme zu einer weiteren Verschlechterung der ohnehin unsicheren Prognose maligner Knochentumoren kommen, insbesondere durch die mögliche Steigerung der Metastasierungsfrequenz nach einem operativen Eingriff ohne einen damit verbundenen weiteren Therapieplan (Amputation, Bestrahlung, Chemotherapie).

Weitere Fortschritte in der Diagnostik sind nach unseren Erfahrungen dann zu erwarten, wenn die bisherigen konventionellen Methoden (Formolfixation, Gewebsentkalkung, Paraffineinbettung) mit modernen Untersuchungsverfahren kombiniert und verglichen werden.

Falls bei der Tumoroperation kein Pathologe im Operationssaal anwesend sein kann, sollte eine sofortige Fixation des entnommenen Materials (Formalin, Carnoysche Lösung, 80%iger Alkohol) vorgenommen werden. Bei Anwesenheit eines Pathologen oder einer zur weiteren Gewebsbearbeitung angeleiteten Hilfskraft ist das folgende methodische Vorgehen zu empfehlen (Tab. II):

Tabelle II. Morphologische Möglichkeiten zur Verbesserung der Diagnostik von Knochentumoren

Biopsie	Schnellschnitt mit Röntgenbefund
Operation	Ausführliche klinische Daten
	Zytologie
	Zytochemie
	Histochemie
	Unentkalkte Präparation
	Morphometrie
	Elektronenmikroskopie
Kooperation zwischen Klinik und Pathologie	

1. ‹*Imprint-Zytologie*›: Eine frisch angeschnittene Fläche des Tumormaterials wird über mehrere Objektträger ausgetupft. Ausstreichen ist zu vermeiden. Diese Tupfpräparate können nach Lufttrocknung sofort nach Pappenheim oder zytochemisch gefärbt werden.

2. *Teilung des Tumorgewebes zur Schnellschnittuntersuchung:* Herstellung üblicher Gefrierschnitte von diesem Material und Anfertigung einer Hämatoxylin-Eosin-Färbung. Der eingefrorene Restblock wird für weitere histochemische Reaktionen (alkalische und saure Phosphatase) verwendet.
3. *Fixation von Teilmaterial in Formalin:* Nach der üblichen Entkalkung erfolgt eine Einbettung in Paraffin. Durch die Anfertigung derartiger Präparate bleibt die Möglichkeit des Vergleichs mit anderen Knochentumorzentren erhalten.
4. *Fixation von Teilmaterial in Carnoyscher Lösung:* Mit dieser Fixation wurde bei der Bearbeitung von Beckenkammbiopsien eine sehr gute Erhaltung der Knochenzellen erreicht. Das Material wird anschließend in Methylmethacrylat eingebettet und unentkalkt geschnitten oder gefärbt [5].
5. *Elektronenmikroskopie:* Gewebsblöckchen mit einer Kantenlänge von etwa 1×1 mm werden in Glutaraldehyd fixiert und unentkalkt in Epon zur Anfertigung von Ultradünnschnitten eingebettet.»

Knochenbiopsie

Die Knochenbiopsie wird vorwiegend bei Verdacht auf maligne Knochentumoren und bei generalisierten Osteopathien angewendet.
Das zylinderförmige Untersuchungsgut (Durchmesser ca. 3–5 mm) wird makroskopisch beschrieben und nach Fixierung und Entkalkung ganz aufgearbeitet, d. h. die Knochenstücke werden im regelmäßigen Abstand von ca. 2 mm zugeschnitten. *Hermanek* (1978) warnt davor, bei Verdacht auf maligne Knochentumoren zu wenige Schnitte anzufertigen. Ein Osteosarkom könne auf weite Strecken chondroid differenziert sein und seinen Charakter nur an relativ umschriebenen Stellen zeigen. Ausschließlich die histologische Differentialdiagnose Chondrosarkom oder Osteosarkom bestimme die Indikation zu einer beim Osteosarkom erfolgreich anzuwendenden Chemotherapie.

Knochenmark

Zur Untersuchung des Knochenmarks sind 2 verschiedene Methoden üblich. Zum einen kann mittels Nadelpunktion eine zytologische Be-

gutachtung erfolgen, zum anderen werden Trepanationsbiopsien oder auch Stanzzylinder zur histologischen Untersuchung herangezogen (siehe unter «Knochenbiopsie»).
Hauptindikation zur Untersuchung des Knochenmarks sind hämatologische Erkrankungen, aber auch Geschwülste und Granulome.
Das bluthaltige Aspirationsmaterial muß auch zugeschnitten werden, weil es durch Fixierungslösung und Blutgerinnung eine Härtung erfährt. Knochenhaltiges Material muß, wie bereits erwähnt, vor dem Zuschneiden entkalkt werden. Grundsätzlich sollte zur Begutachtung von Knochenmark, insbesondere bei hämatologischen Erkrankungen, neben der Standard-HE-Färbung eine Eisendarstellung z. B. mittels Berliner-Blau-Reaktion erfolgen. Die alleinige HE-Färbung kann zu Fehlinterpretationen führen, Myeloblasten könnten mit Megaloblasten verwechselt werden.
Eine Diagnosestellung «akute Leukämie» sollte nur unter zusätzlicher Begutachtung von Ausstrichen erfolgen, die von peripher gewonnenem Blut angefertigt wurden. Meistens legen die Kliniker fertig fixierte Ausstriche dem Knochenmarkmaterial bei.
Bei Granulomen ist die Anfertigung weiterer Färbungen obligatorisch. Hervorzuheben sind diesbezüglich Färbungen nach *Ziehl-Neelsen* (säurefeste Stäbchenbakterien) und die PAS-Färbung (Pilze). Bei schwierig einzustufenden Knochenläsionen sollte das Material an ein Labor mit der Möglichkeit, Kunststoffeinbettungen durchzuführen, geschickt werden, da damit das Entkalkungsverfahren entfällt und eine bessere technische Qualität der histologischen Schnitte erreicht wird. Der örtliche Pathologe ist darüber informiert, in welchen Labors diese Möglichkeiten bestehen.

Caput femoris

Frakturen im Oberschenkelhalsbereich und degenerative Gelenkveränderungen geben oft Anlaß zur Resektion des Femurkopfes.
Vor der Fixierung und dem Zuschneiden wird das Präparat makroskopisch beschrieben.
Die allgemeinen Maße werden, soweit wie möglich, bestimmt, insbesondere ist der Durchmesser der Gelenkkapsel und des Fumurkopfes sowie die Länge des extra-artikulären Anteils des Materials anzuge-

ben. Ein weiteres Augenmerk sollte auf die Gelenkfläche gerichtet sein, sie kann nekrotisch, höckrig oder entzündlich verändert sein. Man achte auf intra- oder paraartikuläre Blutungen, bei Frakturen wird die Frakturlinie genau beschrieben.
Auch bei diesem Präparat wird nur der zur histologischen Begutachtung vorgesehene Anteil entkalkt. Gewöhnlich wird ein keilförmiger Ausschnitt des Caput femoris angefertigt, gegebenenfalls kann zusätzlich ein Schnitt senkrecht durch die Frakturfläche erfolgen mit Hilfe der Knochensäge.

Amputationspräparate von Extremitäten

Amputationen sind fast ausschließlich auf die untere Extremität beschränkt. Als Indikation zur Amputation sind 2 Schwerpunkte zu nennen: Diese sind traumatische Schädigungen (z. B. Unfallfolgen) meist mit nachfolgenden Infektionen (Gasbrand usw.) sowie periphere Durchblutungsstörungen, häufig als Spätschäden bei Diabetes mellitus. Weiter können Amputationen bei bestimmten Tumoren sowie bei Mißbildungen angezeigt sein.
Vor dem Zuschneiden wird das gesamte Material genau identifiziert, beschrieben und vermessen (Lokalisation der Schnitt- und Absetzungsränder). Dabei ist die Charakterisierung der Haut mit Angabe von nekrotischen Gebieten, Wunden, Narben, Geschwüren usw. besonders hervorzuheben.
Das Zuschneiden richtet sich weitgehend nach der klinischen Fragestellung. Indikation Durchblutungsstörung erfordert das Freipräparieren des Blutgefäßsystems des Amputates (Abb. 34); bei Vorliegen von Infektionen werden die betreffenden Knochenteile schichtweise vollständig freipräpariert und die Ausbreitung der Infektion u. a. auch in die Weichteile beschrieben. Dabei kann ein längsseitiges Aufsägen des Knochens von Bedeutung sein, um Prozesse im Knochen oder im Knochenmark ausfindig machen zu können. Insbesondere bei Tumorbefall ist das längsseitige Aufsägen des Knochens angezeigt. Der Tumor wird nach allgemeinen Richtlinien beschrieben. Übergangsgrenzen zum «normalen» Gewebe, insbesondere der Durchbruch durch die Epiphysenfuge und das Periost, sind sorgfältig zu beschreiben.

Den Amputationspräparaten sollten, wie üblich, Schnitte der chirurgischen Absetzungsränder entnommen und histologisch begutachtet werden. Von dem Untersuchungsgut werden weitere Schnitte nach allgemeinen Richtlinien angefertigt.

Zähne

Zähne und Zahnanhangsgebilde (z. B. Wurzelspitzengranulome und Zysten) gelangen gelegentlich als Folge von Extraktionen zur pathologischen Untersuchung.
Auch die Zähne müssen sofort nach Extraktion fixiert werden. Für bestimmte Fragestellungen (z. B. Vitalitätsuntersuchungen) ist eine schnelle Fixierung der Pulpa notwendig. *Bernstein* (1978) hält deshalb eine Vorbehandlung des Zahnmaterials schon in der Klinik für notwendig. Der Zahnarzt müsse nach der Extraktion eventuelle Kronen oder das apikale Drittel der Wurzel abnehmen (bohren), damit das Fixierungsmittel in die Pulpaöffnung eindringen kann. Im Zuschneidelabor erfolgt die makroskopische Beschreibung gemäß der zahnmedizinischen Nomenklatur. Dazu gehört die genaue Bestimmung des jeweiligen Zahnes, sein Erhaltungszustand, insbesondere seine Vorbehandlung durch den Zahnarzt. Bei Zahnfragmenten ist darauf zu achten, ob der gesamte Zahn oder nur ein Teil dessen eingeschickt worden ist, ob sich also noch Zahnteile in der Alveole befinden könnten.
Zur Entkalkung des Zahnes werden eventuelle Zahnanhangsgebilde abgetrennt. Vorher jedoch müssen die anhaftenden schneidbaren Zahnanhangsgebilde wie Granulome oder Zysten makroskopisch beschrieben werden. Das Zuschneiden und Beschreiben des Materials erfolgt nach den allgemeinen Richtlinien.

Juristische Probleme in der klinischen Pathologie

Die klinische Pathologie hat in den letzten Jahren in hohem Maße an klinischer Bedeutung gewonnen. Nicht selten wird vom Befund eines klinischen Pathologen die Therapie und damit das Schicksal eines Patienten entscheidend beeinflußt. Während in der konservativen

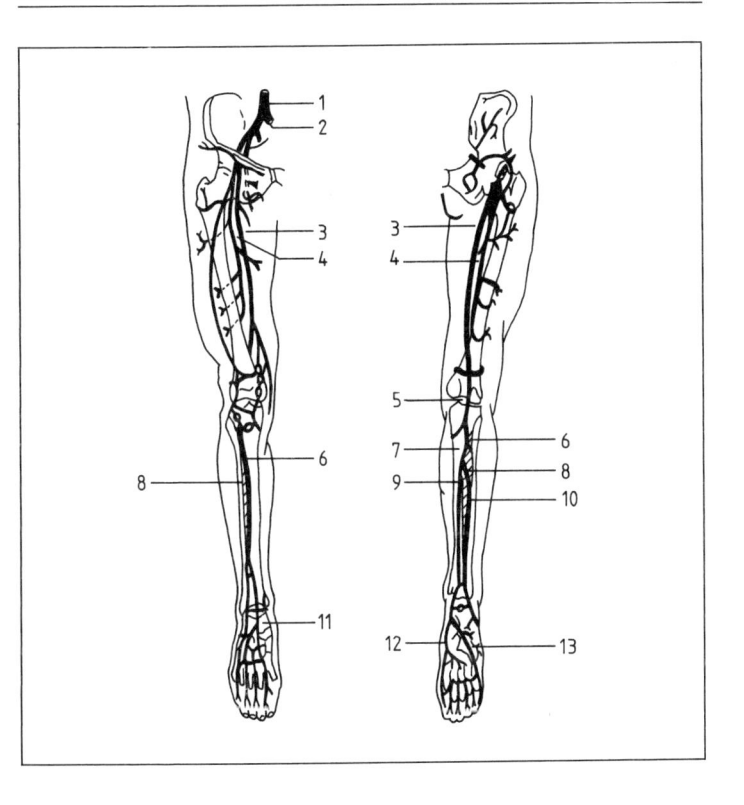

Abb. 34. Arterien der unteren Gliedmaße, rechts.

- *1* Aorta;
- *2* A. iliaca communis;
- *3* A. femoralis;
- *4* A. profunda femoris;
- *5* A. poplitea;
- *6* A. tibialis anterior;
- *7* Truncus tibiofibularis;
- *8* Membrana interossea;
- *9* A. tibialis posterior;
- *10* A. peronaea;
- *11* A. dorsalis pedis;
- *12* A. plantaris medialis;
- *13* A. plantaris lateralis.

Pathologie mit der Problematik der Leichenöffnung keine gesetzlichen Grundlagen vorhanden sind, tun sich in der klinischen Pathologie noch weitaus größere Probleme auf. Obwohl der Pathologe die Entscheidungen des Klinikers so maßgebend beeinflußt,... «kommt», so *Spann* (1981), «dem Pathologen nur beratende und nicht entscheidende Funktion zu. Die Verantwortung für den Eingriff selbst liegt immer beim behandelnden Arzt, der nach Abwägen darüber entscheiden muß, ob er dem Rat des Pathologen folgt oder nicht.» Es besteht also nach *Spann* arztrechtlich kein Behandlungsvertrag zwischen Patienten und Pathologen. Dieses schließt aber nicht aus, daß der Pathologe unter bestimmten Umständen haftbar ist für die Konsequenzen, die aus fehlerhafter Beurteilung entstanden sind. In den USA wurden z.B. einige Pathologen unabhängig voneinander für «schuldig» befunden, fehlerhafte Diagnosen gestellt zu haben. Es kam zu Schadenersatzprozessen, die zu Schadenersatzzahlungen von bis zu 250000,– DM geführt haben [*Nottebart,* 1980].

Nach Urteilen, die in den USA ergangen sind, haftet das Pathologische Institut, der behandelnde Arzt oder die Klinik ebenfalls für fehlerhafte Bearbeitung des Untersuchungsgutes. In Florida wurden z.B. 1974 einer Patientin je eine Zyste aus beiden Brüsten entnommen und in *einem* Gefäß zur histolgischen Begutachtung ins Pathologische Institut geschickt. Eine der Zysten war bösartiger, eine andere gutartiger Natur. Da eine Markierung der zwei Zysten fehlte, mußten beide Brüste entfernt werden. Folge: Schadenersatzzahlung. Ein anderes Beispiel: Unersetzbares Untersuchungsmaterial (Auge), das durch unsachgemäße Behandlung verloren ging, führte dazu, daß die Frage nach Bösartigkeit nicht beantwortet werden konnte. Dem Patienten wurde ein Recht auf den Pathologie-Befund bestätigt und das Institut für Pathologie mußte für die seelischen Schäden am Patienten aufkommen [*Nottebart,* 1980]. Nach *Nottebart* wird den Patienten eine möglichst schnelle Weiterleitung und Bearbeitung des Untersuchungsgutes zugestanden.

Bei einem juristischen Nachspiel kann es wichtig sein, ob der Pathologe im Pathologie-Befund (Bericht) unrichtigerweise den Eindruck vermittelt, daß seine gutachterliche Stellungnahme eindeutig ist, obwohl noch Zweifel an der Einstufung bestehen. Beispiel: Ein Pathologe erhielt ein unvollständig entnommenes Hautpräparat zum Ausschluß eines malignen Melanoms. Obwohl eine differenzierte Begutachtung aufgrund mangelnder Qualität des Untersuchungsgutes nicht möglich war, wurde neben der histologischen Diagnose «Spindel-Zell-Nävus» nicht gleichzeitig darauf hingewiesen, daß ein Melanom nicht ausgeschlossen werden konnte. In diesem Fall handelte es sich aber, wie sich später klinisch herausstellte, um ein malignes Melanom, die Patientin verstarb nach 2 Jahren: Ein Grund für die Haftungsfähigkeit des Pathologen [*Grossman*, 1979].

Eine weitere grundsätzliche Problematik, die den Pathologen nur indirekt betrifft, wurde bisher im deutschsprachigen Raum noch wenig diskutiert. Es ist die Frage, ob und inwieweit der behandelnde Arzt verpflichtet ist, den Pathologen zu konsultieren. *Spann* (1981) gelangt zu der Auffassung, daß nach den geltenden gesetzlichen Regelungen der Arzt grundsätzlich verpflichtet ist, den Pathologen zu konsultieren, allerdings mit Ausnahme von Behandlungsfällen, «bei denen Körpergewebe entnommen wird, für das nach seiner Überzeugung (Anm. des Klinikers) die makroskopische Beurteilung im Hinblick auf die weitere Behandlung in jeder Weise ausreicht – z.B. Abtrennung von Gliedmaßen oder Teile derselben nach einem Trauma.»

Was bei all dem bleibt, ist eine gewisse Rechtsunsicherheit vor Gericht, da keinerlei spezifische gesetzliche Regelungen auf diesem Gebiet existieren. So werden die Empfehlungen der medizinischen Fachgesellschaften Grundlage für die Urteilsfindung vor Gericht sein. Hier gibt es klare Aussagen (z.B. Dt. Gesellschaft für Chirurgie) darüber, daß das von einem Patienten entnommene Gewebe grundsätzlich zur Begutachtung an einen Arzt für Pathologie weitergeleitet wird.

Literatur

Ackermann, L. V.; Rosai, J.: Surgical pathology (Mosby, St. Louis 1974).
Altenähr, E.: Zusammenarbeit von Pathologe und Kliniker als Faktor der Qualitätssicherung. Pathologe *1:* 125 (1980).
Bandmann, H.-J.; Blaha, H.; Maas, E. G.; Schmiedt, E.; Sewering, H.-J.; Soost, H.-J.; Stich, W.; Ziffer, D.: Krebsvorsorge und Krebsfrüherkennung (Urban und Schwarzenberg, München, Berlin, Wien 1974).
Bekanntmachung der Bundesärztekammer: Metastasenförderung durch diagnostische Gewebsentnahme (Biopsie)? Deutsches Ärzteblatt *77:* 1460 (1980).
Bernstein, M. L.: Biopsy technique: the pathological considerations. J. Am. dent. Ass. dent. Cosmos *96:* 438–443 (1978).
Blaustein, A.: Pathology of the Female Genital Tract (Springer, New York, Heidelberg, Berlin 1977).
Bosman, F. T.; Nieuwenhuijzen-Kruseman, A. C.: Clinical application of the enzyme labeled antibody method. Immunperoxidase methods in diagnostic histopathology. J. Histochem. Cytochem. *27:* 1140–1147 (1979).
Burck, H.-C.: Histologische Technik (Thieme, Stuttgart 1973).
Burges, C. A.: Gross specimen photography – a survey of lighting and background techniques. Med. biol. Illus. *25:* 159–166 (1975).
Coles, E. C.; Slavin, G.: An evaluation of automatic coding of surgical pathology reports. J. clin. Path. *29:* 621–625 (1976).
Dallenbach, F. D.; Bauz, R.: Zur Bedeutung der Pathologie in der klinischen Onkologie. Fortschr. Med. *95:* 1667–1670 (1977).
Delling, G.; Schulz, A.; Seifert, G.: Methodische Fortschritte in der morphologischen Diagnostik der Knochentumoren. Dt. med. Wschr. *102:* 1093–1096 (1977).
Deutsche Gesellschaft für Pathologie. Verhandlungen der Deutschen Gesellschaft für Pathologie, 61. Tagung, Erlangen 1977 (Fischer, Stuttgart, New York 1977).
Douwes, F. R.; Yu, D.; Truss, F.: Diagnostik und Therapie maligner Hodentumoren. Onkologie *1:* 185–192 (1978).
Ellis, J.: Underfluid gross specimen photography recent observations. J. biol. photogr. Ass. *45:* 98–99 (1977).
Faccini, J. M.; Naylor, D.: Computer analysis and integration of animal pathology data. Archs Toxicol. (Suppl.) *2:* 517–520 (1979).

Faul, P.: Prostata-Zytologie; in: Fortschritte der Urologie und Nephrologie (Steinkopff, Darmstadt 1975).

Fazzini, E.; Weber, D.; Waldo, E.: A manual for surgical pathologists (Charles C. Thomas Publisher, Springfield 1972).

Fernando, N. V. P.: Processing histopathology specimens a simplified manual method. Ceylon med. J. 22: 50–54 (1977).

Freudenberg, N: Zytopathologie (Schattauer, Stuttgart, New York 1980).

Gardner, D. L.: Histopathology and the future. J. clin. Path. 23: 119–123 (1970).

Gardner, D. L.: The diagnosis of histopathology, senility, apathy. Human Pathol. 3: 445–447 (1972).

Gomperts, E. D.; Isaaecson, M.; Koornhof, H. J.; Metz, J.; Gear, J. H. S.; Schoub, B. D.; McIntosh, B.; Prozesky, O. W.: Handling of highly infectious material in a clinical pathology laboratory and in a viral diagnostic unit. S. Afr. med. J. 53: 243–248 (1978).

Graepel, P. H.: Automatic indexing of German language surgical pathology diagnoses. Meth. Inform. Med. 15: 163–167 (1976).

Grossman, S. Z.: Legal aspects of dermatopathology. Am. J. Dermatopathol. 1: 61 (1979).

Grundmann, E.: Verhandlungen der Deutschen Gesellschaft für Pathologie (Fischer, Stuttgart 1979).

Haemmerli, U. P.: Die Rechte des Patienten (Selbstverlag, Zürich 1979).

Hathaway, B. M.: Advances in surgical pathology. J. Am. med. Wom. Assoc. 23: 540–544 (1968).

Heinkel, K.: Das Frühkarzinom des Magens. Krebsgeschehen 12: 8–10 (1980).

Hermanek, P.: Klinische Pathologie. Fortschr. Med. 96: 243–244, 277 (1978).

Hermanek, P.; Gall, F. P.: Grundlagen der Klinischen Onkologie (Witzstrock, Baden-Baden, Köln, New York 1979).

Hermanek, P.; Gall, F. P.: Lungentumoren (Witzstrock, Baden-Baden, Köln, New York 1979).

Joseph, D. M.; Wong, R. L.: Correction of misspellings and typographical errors in a free text medical English information storage and retrieval system. Meth. Inform. Med. 18: 228–234 (1979).

Kastendieck, H.: Correlations between atypical primary hyperplasia and carcinoma of the prostate. Path. Res. Prct. 169: 366–387 (1980).

Knoche, H.: Leitfaden der histologischen Technik (Fischer, Stuttgart, New York 1979).

Lohe, K. J.; Baltzer, J.: Weibliche Genitalorgane, Teil 1 (Witzstrock, Baden-Baden, Köln, New York 1981).

Meyer-Bretting, E.; Meyer, S. E.: Beitr. Path. 160: 407–410 (1977).

Morson, B. C.: Histological typing of intestinal tumours. International histological classification of tumours, No. 15, WHO, Geneva 1976.
Moser, R.: Über den Umgang mit Biopsiematerial und Operationspräparaten. Zeitschr. Krankenpfl. *63:* 53–57 (1970).
Nottebart, H. C.: Liability of the pathology laboratory. Med. leg. Bull. *29:* 1–6 (1980).
Oldendorf, W. H.: Some possible applications of computerized tomography in pathology. J. Comput. assist. Tomogr. *4:* 141–144 (1980).
Otto, H.: Das berufsbedingte Mesotheliom in der BRD. Pathologe *2:* 8 (1980).
Rath, F. W.: Praktisch-diagnostische Enzymhistochemie (Fischer, Jena 1981).
Remmele, W.: Probleme der klinisch-pathologischen Zusammenarbeit in der histologischen Tumordiagnostik. Pathologe *2:* 72–84 (1981).
Romeis, B.: Mikroskopische Technik (Oldenbourg, München, Wien 1968).
Russel, W. O.: The Pathologic Diagnosis of Cancer – A Crescendo of Importance in Current and Future Therapies. A. J. C. P. (1980).
Saltzstein, S. L.; Nahum, A. M.: Frozen section diagnosis: accuracy and errors; uses and abuses. Laryngoscope, St Louis *83:* 1128–1143 (1973).
Schloot, W.: Merkblätter der Humangenetischen Beratungsstelle der Universität Bremen (1981).
Schwarzacher, H. G.; Wolf, U.: Methods in Human Cytogenetics (Springer, Berlin, Heidelberg, New York 1974).
Sinn, I.; Heinkel, K.: Zytodiagnostik der Speiseröhre und des Magens. Krebsgeschehen *12:* 11–13 (1980).
Smith, J. C.: In praise of the gross examination: Human Pathol. *5:* 505–506 (1974).
Spann, W.: Arztrechtliche Probleme des Pathologen. Pathologe *3:* 1–6 (1981).
Stein, A. A.: Is pathology a viable discipline? Human Pathol. *6:* 525–527 (1975).
O'Sullivan, D. D.: Diagnosis in surgical pathology. Med. Trial Tech. Q. *20:* 345–356 (1974).
Takahashi, M.; Masuda, M.; Isiglio, K.; Matsumoto, T.: Computer-linked memorandum of pathology. Meth. Inform. Med. *19:* 133–140 (1980).
Thomison. J. B.: Fine tuning (editorial). Sth. med. J., Nashville *70:* 1261 (1977).
Thompson, S. W.: Selected histochemical and histopathological methods (Charles C. Thomas, Springfield 1966).
Trinkler, H.: Neue Arbeitsmethoden in der Pathohistologie. Med. Lab., Stuttgart *25:* 288–293 (1972).
Trott, J. R.; Morrow, D.: Biopsies: clinical and laboratory considerations. J. Can. dent. Ass. *43:* 492–500 (1977).

Underwood, J. C. E.: Introduction to biopsy interpretation and surgical pathology (Springer, Berlin, Heidelberg, New York 1981).
Upton, A.: Zusammenhang zwischen Formaldehyd und Krebs. Gesundheitspolitische Umschau *11:* 292 (1981).
Wolff, H. H.: Biopsie und histologische Beurteilung; in: Konz, Burg (Hrsg.), Dermatochirurgie in Klinik und Praxis, pp. 7–14 (Springer, Berlin, Heidelberg, New York 1977).
Wolman, M.: On the use of polarized light in pathology, Pathobiol. Annu. *5:* 381–416 (1970).
Zollinger, H. V.: A programmed course in histo-pathology: design and use. Med. Biol. Illus. *22:* 159–161 (1972).

Sachregister

Abklatschuntersuchung 19
Absetzungsränder 16
Abradate 40
Adnexe 28
Amputate 123
Analregion 84
Appendix 84
Arzt
- Pflichten 16
- Verschulden 16
Auge 114
Automatenreihe 7

Bandscheibe 111
Begutachtung
- makroskopisch 4
- mikroskopisch 11
Blasenmole 50
Bouinsche Lösung 7, 97
Bronchialkarzinom 18, 64
Bronchiektasen 64
Brunschwig 34

Caput femoris 122
Cervix uteri 30
Chromosomenuntersuchungen 51
Colon 78
Computer 13
Confidence level 19
Curettage 40

Datenspeicherung 11
Darm 76
Diagnostik
- histologische 19
- klinisch 17
- präoperativ 14
- qualifizierte 19
Dokumentation 11
Ductus deferens 98
Dünndarm 78
Dünnschnitte 8

Eihaut 46
Einbettmittel 7
Einbettung 8
Eindecken 8
Eingangsnummer 4
Elektronenmikroskopie 5, 20, 113
Entwässern 7
Epithelkörperchen 106
Extremitäten 123

Färben 8
Fixierung 6
Formalin 7

Gallenblase 101
Gefrierschnitte 10
Grading 20

Harnwege 86
Haut 54
Herz 113
HNO-Bereich 60
Hoden 97
Hypopharynx 64
Hysterektomie 40

Information
- klinische 15, 17

Sachregister

Juristische Fragen 124

Karteikarte 12
Karteischlüsselwort 12
Kehlkopf 60
Knochen 116
Knochenbiopsie 121
Knochenmark 24, 121
Kolon 78
Konisation 32
Kryostat 10
Kunstfehler 16

Leber 100
Lokalisation
– anatomische 17
Lunge 64
Lymphknoten 69
– beim Wertheim 34
– der Mamma 21
– Hals-Kopf 60
– nach Rotter 21
– neck dissection 62
– Onkologie 18
– vom Dünndarm 77
– vom Kolon 81, 83
  vom Magen 74

Magen 73
Makroskopie 4
Mamma 21
Meigs-Operation 34
Meniskus 110
Milz 107
Mikrometastasen 69
Mundboden 64
Mundhöhle 64
Muskelbiopsie 112

Nabelschnur 46
Nase 60
Nasopharynx 64

Nebenhoden 97
Nebenniere 106
Nebenplazenta 46
neck dissection 62
Nephrektomie 86
Nerven 111
Niere 86

Ösophagus 71
Onkologie 18
Oropharynx 64
Ovar 28

Pankreas 102
Paraffinblöcke 8
Paraffineinbettung 8
peerquality 19
Penis 94
Piver und Rutledge-Klassifikation 36
Plazenta 46
Polyp 80
Praeputium 96
Prostata 90

radicale neck dissection 62
Rechtsverhältnis 16, 124
Register 11
Rektum 78
Risiko
– präoperative Diagnostik 14

Schauta-Operation 34
Schilddrüse 103
Schnellschnitt 1, 10
Skrotum 96
SNOP 13
Sputum 64
Sterilisation 30, 98

Tonsillen 60
Tuben 28
Tubenstücke 30

Untersuchungsantrag 1
Untersuchungsmaterial
– Beschreibung 5
– Entnahme, Versand 1
– Fixierung 1
Uterus 40

Vagina 43
Vasektomie 126
Vulva 44

Weichteiltumoren 108
Wertheim-Operation 34, 38
Whipple-Operation 131

Zähne 124
ZNS 111
Zuschneiden 4
Zuschneidelabor 4
Zwillingsschwangerschaft 46
Zytologie 19